産婦人科医が伝えたいコロナ時代の妊娠と出産

宋美玄

星海社

JN042964

166

SEIKAISHA SHINSHO

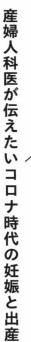

はじめに

文明が始まって以来、感染症は多くの人々の命を奪ってきました。医療や公衆衛生が発達し、昔に比べるとずいぶん被害は少なくなりましたが、今でもワクチンや治療薬が作られていない感染症は存在し、多くの人が苦しめられています。

日本にいると感染症の怖さを感じる機会はあまりありません。エボラ出血熱も、マラリアも、狂犬病も、現在は日本で発症した例はなく、海外旅行に出かけるとき以外は、それほど意識しなくてもよかったはずです。

ところが、2019年の終わりごろから流行が始まった新型コロナウイルスは、あっという間に世界中に広まり、日本にいるわたしたちの生活も大きく変えてしまいました。

全国の学校が一斉に休校し、マスクや消毒液が品薄になって買えなくなりました。外出自粛要請が出て街から人が消え、毎日のように感染した人と亡くなられた人の数が報道されるようになりました。

不安を抱えながら、いつもと違う不自由な思いを我慢して過ごしている方も多いと思います。

この「はじめに」を執筆している現在（2020年6月）は、爆発的な感染者の増大を引き起こすことなく、ウイルスは小康状態。非常事態宣言が解除され、街には人が戻ってきています。経済的に打撃を受けた人たちや、休校による学習の遅れを取り戻さないといけない子どもたちなど、深刻な課題はまだまだ山積みですが、ウイルスに関しては、危機をひとまず乗り越えたという安堵感が人々の心の中に広がっています。

はたして、本が出る頃には、世の中の状況はいったいどうなっているでしょうか。

現在、世界中の研究所や製薬会社で、猛スピードでワクチンや治療薬の研究開発が進んでいます。近い将来には、このウイルスはもう、人類の脅威ではなくなるはずです。

ただ、近い将来というのは、早くても1年くらい先の話だとわたしは考えています。すでに妊娠されている方にとっては、今が大事です。

また、これから妊娠をしたいと考えられている方も、1年なら待つことができても、それ以上となると悩んでしまう人も多いでしょう。いつまで待てばいいのかがわかれば計画を立てることができますが、今の時点では、いつ流行が終息するのか、誰も予想できません。

この本では、新型コロナウイルスのリスクがゼロではない状況で、妊娠と出産を行うためにはどうすればよいかをお伝えしていきます。

状況が刻々と変化し、新しい情報も次々と入ってくる過渡期の今、書籍での情報発信には、タイムラグがあり、最新の情報を取り入れられないというデメリットがあります。しかしながら、正しい考え方を系統的に伝えられるという大きなメリットもあります。

新しい情報は検索すればいくらでもネットで簡単に手に入れることができますし、メディアも頻繁に報道しています。ですが、その中には正しい情報だけでなく、不正確で不安を煽るだけのものもあります。そのような状況の中、本当に役に立ち必要になってくるのは、大量の最新情報ではなく、大量の情報を正しく判断するための基準となる考え方ではないかと思い、この本を書くことを決めました。

この本が、あなたの不安を少しでも解消して、納得のいくマタニティーライフを送ってもらえる助けになることを願っています。

目次

第3章 コロナ禍のマタニティーライフをどう乗り切るか 113

第4章 感染したらどうなるか知っておく

第1章

産婦人科医がコロナ禍の妊婦さんに伝えたいこと

この章ではコロナ禍の時期に特に知っておいてほしいことを、まとめています。

ただし、いくらウイルスが流行していたとしても、変わらない大原則があります。それは、妊娠中の体調に関する疑問や心配事は、自己判断をせず、まずは、かかりつけ医や助産師に相談するべきだということです。

妊娠の経過も体の状態も、ひとりひとり違います。診察させてもらえれば、わたしも個別のアドバイスができるのですが、本の場合はそれができません。また、いくら妊娠経験がある人でも、その人の経験が、そのまま別の人に当てはまるわけではありません。特に体調に関することは、実際に妊婦さんの体の状態を直接診ているかかりつけ医にしか正しい判断ができないのです。

しかし、受診中に「何か気になることはありますか？」と聞かれても、ついつい遠慮してしまい、不安に思っていることを医師にぶつけられないという人も多いと思います。その遠慮の中には「もしかしたら、お医者さんに聞くまでもない初歩的な質問かもしれない。もしそうだったら、忙しいお医者さんに聞くのは悪いな」という気持ちが含まれているのではないでしょうか。

ほかにも「これはお医者さんに聞くべきジャンルの質問なのかわからない」と悩んでし

まうこともあると思います。

誰かが、これはかかりつけ医に聞く質問で、こっちはこのウェブサイト、これは自分の心に聞いてみて、と、質問の交通整理をしてくれたら、堂々と診察室で尋ねることができそうですよね。

この本はそんな交通整理役を目指しています。どの妊婦さんにも当てはまることをあらかじめ知っておけば、自分の体に関することだけをかかりつけ医に相談できます。かかりつけ医に遠慮をせずに質問できるためにも、この本をぜひ活用してください。順番に読むことをおすすめしますが、興味のあるタイトルから読むのもいいと思います。

妊活どうする？ 待つのか、産むのか

これから妊娠を考えていたのに、新型コロナウイルスの流行のせいで計画が狂わされたという方はたくさんいると思います。

現在のところ、（何度も聞いたかもしれませんが）新型コロナウイルスに関しては、妊婦だから特別に感染しやすかったり重症化したりするという確固たるデータはありません。母から胎児への感染を疑う報告もわずかで、ウイルスのせいで流産や死産が引き起こされた

と明らかに考えられる例もありません。

世界保健機関（WHO）も厚生労働省も、過剰に心配しすぎず、ほかの人と同じように予防対策をしていくことを推奨しています。

そんなふうに言われても、まだ症例が少なくて、感染症にかかったときの胎児への影響が完全にはわかっていないことや、ウイルスの流行拡大時には面会や立ち会い出産ができなくなることへの不安から、妊活を延期している人もいると思います。経済的な先行きが見えづらくなっているのも、妊娠を控える要因になっているでしょう。

少しでも良い環境で子どもを産んで育てたいと願うのは自然なことです。

もし、近い未来に新型コロナウイルスの流行が終息するのなら、その時期がわかってからライフプランを立てたいと誰もが思うことでしょう。

けれども、この流行がいつおさまって社会が元通りになるのか（それとも元通りにならないのか）は、今のところは誰にも予測ができません。

2020年6月の時点で、日本の感染者数は海外の多くの国々に比べてずいぶん少なく、感染者ゼロが続いている県もあります。

ですが、通常通りの社会に戻り、海外からの移動を受け入れるようになれば、再び流行が起こります。

今の社会では、自分の住んでいる地域の外に移動したり人と接触したりする状況を避けることはできません。たとえ自分の住んでいる地域だけ感染者ゼロになっても、そこに出入りする人たちの中に感染者がいれば、いつでも流行は起こってしまいます。

仮に全員にＰＣＲ検査をすることができても、状況はそれほど変わりません。なぜなら、その中に偽陰性（本当は感染しているのに陰性という結果が出ること）の人がいて、陰性だと安心して活動をしたら、感染は容易に広がるからです。

自覚症状がない人でも感染力をもつのが、このウイルスの厄介なところです。感染拡大を止めるには、すべての人を感染者とみなして人同士の接触を断つか、効果的なワクチンを多くの人に接種して感染しない人を増やすしかありません。

人同士の接触を断つ状態を長期間続けることは難しいでしょう。

効果的なワクチンが開発されて接種することができれば、もうウイルスを恐れなくても済みますが、ワクチンがいつ頃、開発されるのか。これも現段階では予想できません。何もかもうまくいって最短で半年から１年。うまくいかなければ５年から10年。さらに、いろいろがんばったけれど、結局、効果的なワクチンは開発できなかったということさえあり得ます。

もう少し時が経てば、ワクチンの開発状況やウイルスの流行の動向も今よりは見えてくるかもしれないので、もし、妊娠を望んでいる妊婦さんが現在35歳以下で、将来もちたい子どもの数に影響がなさそうであれば、しばらく様子を見て先が見通せるようになってから考えるという選択肢もあるでしょう。

しかし、30代後半から40代前半のアラフォーと呼ばれる年代の方々に関しては、何も考えずに1年待つと選択肢が狭まってしまいます。年齢とともに自然妊娠はしにくくなります。また、受精卵が着床しても育ち続けられずに流れてしまう確率は高まります。このため、35歳で約2割、40歳で約4割、42歳で約半分が流産に至ります。

さらに、年齢と妊娠の関係は、女性だけの問題ではありません。男性の年齢も関係してきます。男女ともにタイムリミットがあるのです。

これは初めての妊娠に限った話ではありません。2人目、3人目の妊娠に対しても体のタイムリミットは適用されます。1人目さえ早く産めば大丈夫というものではなくて、子どもを産もうが産むまいが、卵子は平等に歳を取っていきますし、精子を作る力も衰えていきます。

何も考えず、ノープランで状況を見守っていたら、あとで後悔することになるかもしれません。

新型コロナウイルスの存在がほとんど誰にも知られていない2020年1月より前に妊娠をした方々は、本当に大変だったと思います。

もともと妊娠・出産は予定通りにいかないものですが、世界中に感染症が流行して社会の動きが止まるなんてことは、誰も事前に想定できませんでした。それでも多くの妊婦さんは無事に出産を終えました。わかっていないことが多いコロナ禍の混乱の中で、何の心の準備もなく不便さを強いられながらマタニティーライフを送ったすべての方々と医療スタッフに、まずは心からおつかれさまと言いたいです。

ウイルスの流行は待っていたら自然におさまるというものでもなく、ワクチンが開発されなければ、これから先、もしかしたらこの4、5月よりもひどい流行状況が訪れる可能性はゼロではありません。

いったいこの先どうなるのでしょう。

ウイルスの流行の状況に振り回されて、ずっと心が落ち着かないというのもなんだか悔しいですよね。

いっそのこと、先手を打って、コロナ時代の妊娠・出産を考えてみませんか？

たとえば、この流行が5年以内に終息する場合と、5年経っても終息していない場合にわけて考えてみるのです。

終息とは、厳密には、新型コロナウイルス感染症を発症する人が世界中でゼロになり人の間で流行しなくなることを指しますが、それが達成できる感染症は少ないため、ここではもう少しゆるく考えて、日本で感染者がゼロになり、流行国から来る人には検疫が課されている状態や、ワクチンが開発されて接種できるようになり、少なくとも自分は感染の心配がなくなった状態を指すことにします。

プランを考えるのに必要な情報は、自分の希望とその優先順位、そして年齢です。

では、プランの例を次に挙げてみます。全員、初めての出産の場合で考えています。

Aさん 29歳の場合

希望

❶子どもは少なくとも1人は産みたい。

❷2人目はできたら欲しいが、2人産むことよりもコロナ禍での妊娠・出産を回避することの方が優先。

プラン

約5年以内に終息した場合は終息を待ってから妊娠をする。約5年経って終息しなかった場合は、それ以上待っていると妊娠しにくくなるので、状況を見ながら直ちに妊活を始める。

Bさん 38歳の場合

希望

❶子どもは少なくとも1人は産みたい。

❷できれば2人目も欲しい。

プラン

1年でも時間を無駄にしたくないので、よほどの医療崩壊がなければ、ウイルスの流行状況にかかわらず妊活を続ける。その代わり、コロナ禍でも安全に妊娠・出産を行えるように情報を集めて、流行がひどくなったときのことも想定した準備を進める。

Cさん　24歳の場合

希望

❶理想に近いお産ができるなら子どもは欲しいが、そうでないなら積極的に欲しくはない。

❷少なくとも5年は夫婦2人で暮らしたい。

プラン

ノープランでも問題なし。流行の状況が落ち着いたら考える。

いかがでしょうか。少し単純化しすぎた例ですが、優先する希望によって選択肢が変わることが伝わったら幸いです。

ウイルスの動向は読めませんが、何人子どもが欲しいのかという希望は自分で決められますし、妊娠しやすさも年齢がわかれば予測できるため、選択肢はある程度絞られてきます。

この例ではAさんは、2人目を産むことよりもコロナ禍を避けることを優先していますが、もし、子どもを2人産むことを優先順位の1位に考えた場合は、プランは少し変わってきます。2人目を産むときの年齢を考えて、状況を見極める期間を5年ではなく3年にし、3年経っても終息しなかったら妊娠に踏み切るというプランに変えた方がいいかもしれません。

年齢によるリミットが迫っていて、さらにどうしても子どもが欲しいという場合は、少しでも可能性を狭めないために、Bさんのような判断も大いにありだと思います。コロナ禍でも多少の不便とリスクを受け入れたら妊娠・出産は十分にできることが、この4月と5月の間に証明されたからです。

Cさんの場合は、結論を先延ばししても何も問題ありませんよね。そもそも、Cさんのような人はこの本を手に取らないと思いますが、絶対に子どもが欲しくてさらに年齢のリミットも迫っているのに、Cさんと同じようにノープランで過ごしていたら、あとで後悔してしまうかもしれません。

今すでに妊娠していて、もう少し待てばよかったなと思っている人もいるかもしれませんが、コロナ禍の妊娠・出産はデメリットばかりではありません。

現在、新型コロナウイルスは人々に大きなショックを与えていますので、妊娠を延期する人は増えるでしょう。この時期に妊娠をすれば、生まれてくる赤ちゃんは全体として少なくなると思います。

同年代の子どもが少なければ、保育園に入りやすいというメリットがあります。受験や就活なども競争倍率が下がり、生まれてきた子の人生面で有利に働くことがあるかもしれません。逆にいえば、コロナ終息宣言が出された途端にベビーブームが到来して、そこで生まれた子たちは人生の様々な面で競争率が高くなってしまうかもしれません（もちろん、たくさんの同級生にもまれて競争しながら育った子どもたちは、たくましいアフターコロナ世代として活躍してくれるでしょう）。

何も考えずに、ただ流行が終息するのを待っているだけでは、人生の舵をウイルスに任せているようなものです。十年待ったのにワクチンも治療薬も開発できず、ウイルスの脅威はそのまま、人々は状況に慣れてしまって恐怖心が薄れ、誰も予防措置を取らなくなって、さらに流行は拡大し、高齢者や妊婦だけが怯えて暮らしているという未来だってあり得ます。

逆に、不便な思いをして不安を我慢しながらコロナ禍の中で出産をしたのに、すぐにワクチンができて、もう少し待てばよかったと後悔することも起きるかもしれません。

流行がおさまった場合と、おさまらない場合のどちらに賭けるか、という問題になってしまいます。どちらかに賭けて外れたら、取り返しがつきません。でも、両方のケースを考えておけば、大きく外れずに済むのではないでしょうか。

後悔しないプランを立てるために、コロナ禍での妊娠・出産について、怖がらず正しい情報を集めてみてください。

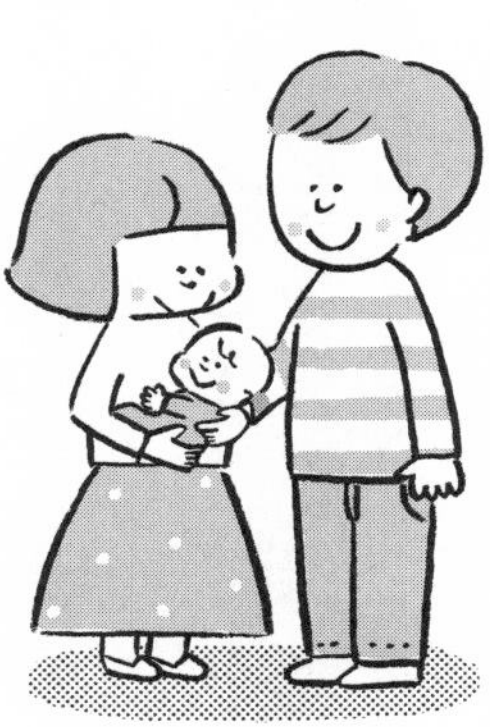

アビガンだけが治療薬候補ではない

妊婦さんの心配ごととして一番耳にするのは、新型コロナウイルスの治療薬候補であるアビガンが、妊娠中は使えないということです。

アビガンはもともと新型インフルエンザの治療薬として開発され、国内では２０１４年に製造販売が承認されています。

ですが、動物実験において胎児に奇形が生じる催奇《さいき》性《せい》が確認されてしまい、妊婦さんへの投与は禁忌とされました。また、妊娠中の方だけでなく、これから妊娠する可能性のある女性やパートナーにも、その危険性を十分に説明し、避妊法の実施について指導したうえでしか、投与はできません。

アビガンの名前をニュースなどで耳にする機会が多いのは、これが日本で作られた薬で、日本のメディアが注目しているからです。また、新型インフルエンザに備えて備蓄もしているため、もし効果があれば、すぐに使い始められます。そういった意味で大きな期待がかけられているのです。

6月末現在、アビガンは臨床試験の真っ最中です。新型インフルエンザの治療に使えるという承認は降りていますが、新型コロナウイルスの治療に用いるためには、アビガンを新型コロナウイルスに感染した患者さんに投与して、治療効果があることを証明する必要があるからです。

日本では2020年3月から臨床試験が行われています。この時期に新型コロナウイルスに感染した患者さんの多くは、本人の同意のもと、アビガンを用いた治療を受けました。それが効いたのか効いていないのかは、個人個人の実感だけでは科学的に判断できません。新型コロナウイルス感染症は、薬を投与しなくても対症療法だけで回復するケースの方が多いため、たくさんの症例を集めて統計的に分析し、アビガンを投与していない場合よりも投与した方が治療効果があるということを証明する必要があります。

気になる結果ですが、6月末の時点では、アビガンが新型コロナウイルスの治療に有効だという確かな証拠は得られていません。でもまだこれが結論ではありません。この試験は、6月末に終了する予定でしたが、コロナに感染する人が減ってしまったため、目標のサンプル数が集まらず、終了時期が延期されたからです。

アビガンが有力な治療薬になるかどうかは、さらなる試験の結果を待つ必要がありますが、結果がどうあれ、アビガンが使えないからといって妊婦さんの治療が不利になることはないと、わたしは考えています。

なぜなら、新型コロナウイルスの治療薬候補はアビガンだけではないからです。

5月7日に新型コロナウイルス感染症の治療薬として日本で承認された「レムデシビル」

という薬も妊婦には投与すべきでないとされて、またかと思ってしまいますが、がっかりしなくても大丈夫です。現在、世界各国で治療薬の開発が猛スピードで進んでいます。その中にはかなり有望なものもあり、臨床試験の最終段階に入った薬もあります。その中には妊婦さんが使える薬も含まれています。

治療薬の選択肢が狭まると聞けば、誰しも不安な気持ちになってしまいます。ですが、まだ効果的な治療薬が開発されていない現在も、多くの人が対症療法による自然治癒によって治っています。必ずしも薬を投与しないと治らないというわけではありません。

どんな治療薬が有効なのかについては、これから経過を見守る必要がありますが、少なくとも「アビガンが使えないから不安」と思わなくても大丈夫です。

確かな情報はどこで手に入れるか

メディアは毎日のように新型コロナウイルスの話題を取り上げています。

日々のニュースでは最新の研究成果や誰かの発言が次々報道されますが、そのすべてを追いかけていたらきりがありません。現在、コロナ関係の研究論文は世界中で続々と発表され、その研究が正しいかどうかや再現可能かどうかをじっくり確かめる暇がない状況です。一度発表されたことが取り下げられたり、別の研究によってくつがえされたりすることもよくあります。

このような大量の情報の中から確からしい役に立ちそうな情報を取捨選択するのは、専門外の人にはかなり難しいでしょう。さらに、妊婦に向けたメッセージの発信は十分ではありません。また、大量の情報の中には、不正確なものも多く混じっています。

そういった状況の中、少しでも確かな情報を手に入れるにはどうしたらいいでしょうか。

わたしのおすすめは、厚生労働省や学会などのウェブページです。これらは、医師や専門家の判断をもとに、確実に言えそうなことだけが載っていますので、参考になります。

もちろん、絶対に間違いがないとは言えません。慎重に判断した厚生労働省や学会の見解だったとしても、新しい感染症については、今まで予想していなかった新事実が出てくることだってあるでしょう。

しかし、視聴者の不安を煽って発信したらそれっきりで、また次の話題へ移りゆくようなメディアと違って、ウェブページでの発信は残り、間違っていたら訂正され、新しいバージョンが更新されるので安心できます。

たとえば、日本産婦人科感染症学会のウェブページには「新型コロナウイルス感染症に

ついて　妊娠中ならびに妊娠を希望される方へ」と題した文章が2020年2月1日にアップされました。2月13日には更新された第2版が掲載され、その後も更新を続け、4月17日には第9版バージョン2が出ました。

わたしのクリニックでは、情報が更新されるたびに、印刷したものを待合室に置いていました。

とはいえ、医療関係者でない限り、そんなに頻繁に詳しい情報を手に入れる必要はありません。妊婦さんに本当に必要な情報があれば、かかりつけ医が教えてくれるはずだからです。

正しいのか正しくないのかわからない噂話を聞いたときや、あやしい情報に翻弄されて不安になったときには、次のようなページで真偽を確かめるとよいでしょう。

■厚生労働省　妊産婦や乳幼児に向けた新型コロナウイルス対応関連情報

都道府県等における妊婦の方々への新型コロナウイルスに関する相談窓口へのリンク集や、対策に関するリーフレット、各種支援事業についての案内がまとめられています。

https://www.mhlw.go.jp/stf/newpage_10890.html

■日本産科婦人科学会　新型コロナウイルス感染症（COVID-19）関連情報

産科学婦人科学の学術振興を図り、専門家集団として医療や社会のあり方について発信する学会による情報発信ページです。

http://www.jsog.or.jp/modules/jsogpolicy/index.php?content_id=10

■日本産婦人科医会　COVID-19関連情報

産婦人科医が加入する職能団体です。母子の生命健康を保護する活動を行っています。COVID-19関連情報のページには「妊婦のみなさまへ」というページがあり、そこに最新情報が随時掲載されています。

https://www.jaog.or.jp/covid/

■日本産婦人科感染症学会

「新型コロナウイルス感染症（COVID-19）について、妊娠中ならびに妊娠を希望される方へ」と題したファイルを公開しています。日常で気をつけることや妊婦健診の受診についてなど、基本的な指針が示されています。新しい情報が入れば随時更新されます。

http://jsidog.kenkyuukai.jp/information/

コロナ禍で働く妊婦をサポートする法律と制度

コロナ禍で国は妊婦さんをサポートするためにいくつかの制度を改正しました。しかし、妊婦さん以外の人はもちろん、当事者の妊婦さんの中にも改正があったことを知らないという人はたくさんいます。

普通に日常生活を送っていると、法律を意識することはあまりありません。ですが、次に挙げる3つの法は会社などに雇用されて働きながら妊娠・出産をする女性は、ぜひ知っておいて味方にしてほしい法律です。

- 労働基準法
- 男女雇用機会均等法
- 育児・介護休業法

これらの法では、妊婦さんについて次のようなことが定められています。

- 妊婦健診の時間の確保
- 通勤の負担緩和など母体の健康管理に配慮する義務
- 時間外労働や休日労働の制限
- 妊婦の体に負担の大きい仕事から軽易な作業への転換を求める権利
- 妊娠・出産・産休取得を理由とした解雇の無効

新型コロナウイルスの流行を受けて、厚生労働省は2020年5月7日に「妊娠中の女性労働者の新型コロナウイルス感染症に関する母性健康管理措置」を適用しました。名前は長くてややこしいですが、簡単に言うと、妊婦さんが安全に妊娠生活を送れるための数々の配慮の中に、「新型コロナウイルス感染症への感染のおそれに関する心理的なストレス」が新たに加わったのです。

これまで妊婦さんの「負担」として想定されていたのは、つわりのつらさや流産の危険性、母体や胎児に与える影響などでした。つわりがひどいときの時差通勤や休憩の考慮、妊娠中の体に負担が大きい立ち仕事からデスクワークへの転換など、労働者側の申し出によって様々な措置が取られていました。そこに、新型コロナウイルスに感染したくないという心理的なストレスも軽減すべき負担として対象になったのです。

厚生労働省のリーフレットには「妊娠中の女性労働者が、保健指導・健康診査を受けた結果、その作業等における新型コロナウイルス感染症への感染のおそれに関する心理的なストレスが母体又は胎児の健康保持に影響があるとして、主治医や助産師から指導を受け、それを事業主に申し出た場合、事業主は、この指導に基づいて必要な措置を講じなければなりません」と書かれています。

たとえば、感染リスクがある通勤をやめられるように在宅勤務にしてもらう、または感染リスクが高い作業から、よりリスクの低い作業に配置換えしてもらうなどの措置が考えられます。

ウイルスへの警戒心は人によって違います。ましてや、お腹に赤ちゃんがいる妊婦さんの不安な気持ちがわからない人もいるでしょう。

ウイルスが恐いので通勤したくないといっても、通勤電車では感染しないから大丈夫などと自分の価値基準で判断されて取り合ってもらえないこともあるかもしれません。

そういう場合は、厚生労働省のリーフレットを印刷して持っていき、感染への恐れに関する心理的なストレスも母性健康管理上の措置の対象になったことを説明するとよいでしょう。さらに、この措置を取った場合に、いくつかの条件をクリアしていれば事業主に助成金が出る場合がありますので、そのことも合わせて伝えるといいかもしれません。

この措置をとってもらうためには、かかりつけ医に母体や胎児への健康保持に影響があると認めてもらう必要がありますが、相談すれば認定してくれるはずです。妊婦さん本人が恐いと言っているのに、認めないと突っぱねる医師はいない……と願っています。

労働者側が申し出るだけで措置を取ってくれる会社もあると思いますが、かかりつけ医の指導内容が書かれた「母性健康管理指導事項連絡カード（母健連絡カード）」が手続きのために必要だと言われる場合もあるでしょう。その場合は、かかりつけ医に書いてもらいましょう。これは費用がかかりますが（診断書よりは多少安いです）、どういう体の状態で、どんな措置が必要かということをかかりつけ医から直接会社に伝えられるため、的確な対応が期待できます。

この措置の対象期間は令和2年5月7日から令和3年1月31日となっていますが、流行状況によっては変更があるかもしれません。また、新たなサポート制度が加わることもあると思います。厚生労働省のウェブページなどを、ときどきチェックしてみてください。

ここではコロナ禍の中で変更があった制度についてだけ紹介しましたが、働く妊婦さんを守る以前からある制度を利用すれば、より安全にマタニティーライフを送ることができます。正社員の方だけでなく、契約社員や派遣、パート、アルバイトなどの非正規雇用の人でも利用できる制度は多くありますので、あきらめずに一度調べてみることをおすすめします。

気をつけてほしいのは、安全に妊娠・出産を行うための様々な法的なサポートは、自動的に妊婦さんに適用されるわけではないということです。これは、自分で会社に負担の軽減を申し出て、初めて適用されるのです。

というのも、会社側が勝手に、「妊婦に通勤は無理だから自宅待機してもらおう」とか「妊婦だからこの仕事は外そう」など、勝手に判断して措置を講じてしまったら、それはそれで労働者の権利が守られないからです。

妊婦を経験した先輩が社内にたくさんいれば会社側も慣れているかもしれませんが、中には、雇用者が制度自体を知らない場合があります。または知っていても「うちではできない」と拒否されることもあるかもしれません。しかし、法律で定められていることは会社のルールよりも優先されます。社員としての当然の権利であり、申し出れば会社は認めなくてはなりません。認めない場合、最寄りの都道府県労働局雇用均等室に相談することができます。会社と争うような状態は誰だって避けたいと思いますが、まずは、そういう制度があるということを妊婦さん自身が知っておいて、自分と赤ちゃんのためにうまく利用していきましょう。

■厚生労働省　職場における妊娠中の女性労働者等への配慮について
https://www.mhlw.go.jp/stf/newpage_11067.html

■厚生労働省　新型コロナウイルス感染症に関する母性健康管理措置についてリーフレット
https://www.mhlw.go.jp/content/11910000/000628246.pdf

■厚生労働省　新型コロナウイルス感染症に関する母性健康管理措置による休暇取得支援助成金をご活用ください
https://www.mhlw.go.jp/stf/newpage_11686.html

■厚生労働省　女性労働者の母性健康管理のために

https://www.mhlw.go.jp/stf/seisakunitsuite/bunya/koyou_roudou/koyoukintou/seisaku05/index.html

産院選びをどうするか

地方に住んでいる人の場合は、どこで産むかをあれこれ迷うことは少ないかもしれません。家から近い施設がそもそも少ないからです。

一方、都会に住んでいると、選択肢がたくさんあります。おいしいごはんや、独自のサービスなども充実し、理想の出産のイメージはいろいろ膨らみます。

もし、わたしが、コロナ禍の中で出産するのに、おすすめの施設はどういうところかと聞かれたら、迷わず、母子の安全を第一に考えて決めてくださいと答えます。

これはコロナが流行する前でも同じ考えですが、コロナ禍だからこそ、いっそう強調したいのです。

医療的な安全面でいえば、最低でも産科医がいる施設がおすすめです。「自然なお産」に憧れて病院以外を選ぶ人もいると思いますが、お産は当日まで何があるかわかりません。産科医のいない施設で産む場合、途中で正常分娩できなくなったときは病院に緊急搬送されますが、誰がウイルスをもちこむのかわからず警戒しているコロナ禍では、受け入れてくれる病院を探すのに手間取ることもあるかもしれません。

病院で産むからといって「自然なお産」ができないとは限りません。わたしたち医師も、できるだけ妊婦さんの産む力と赤ちゃんの生まれる力に任せて見守ります。ただし、万が一、赤ちゃんの心拍数が落ちたり、産後の出血が多すぎたりなど、異常な事態が起こったら、すぐさま医療介入ができる準備を整えて見守るのです。

では、産科医のいる施設の中で、個人経営の小規模なクリニックがいいか、規模の大きい総合病院がいいかという選択肢を考えてみます。小規模なクリニックは融通がきいたり、ごはんがおいしかったり、母子同室や立ち会い出産が可能だったりと、サービス面で充実しています。ただ、複数の科と連携できて設備が整っている大きな病院と比べたら、安全面ではどうしても負けてしまいます。

しかし、今回のコロナ流行で、感染リスクが気になるため、安全を考えて小規模の産婦人科しか扱っていない産院を選ぶという人も出てくるようになりました。

総合病院には産婦人科以外の、発熱した患者さんも受診に来られます。また、コロナ基幹病院として感染した患者を受け入れているところもあります。もしかしたら病院で感染するかもしれないと不安になっても仕方がありません。

その点、産婦人科しか扱っていない個人病院は、産科や婦人科に関係のない発熱で受診する患者さんを診ることはありませんので、感染者が来る可能性は低いと言えます。妊婦さんはみんなウイルスを警戒していますし、行動範囲も限られますので、ほかの人より感染している可能性は低いでしょう。このような理由から、大きな病院より、小さな病院の方がむしろ安全だという逆転が起こったのです。

うちのクリニックにも、感染が心配という理由で、大きな病院にかかっていた妊婦さんが、健診に来られています。これからも、そういうケースは増えていくでしょう。

ただし、コロナ感染患者を扱っている病院だからといって、院内感染の危険が高いかというと、そうとは限らないとわたしは思います。感染症を扱う医療スタッフたちは、防護服などを身に着け、最大限気をつけて治療を行います。ほかの患者にうつらないように工夫も行っているはずです。

院内感染が起きてしまうのは、感染症専門の病棟よりもむしろ、コロナにかかっていることに気がつかずに患者を受け入れてしまった場合です。症状が軽いコロナ患者は、自分では感染に気づかずに病院に訪れます。医療施設側も見分けることができません。ある意味、防ぎようがないのです。これは病院だけでなく、ほかの施設でも同じです。総合病院より個人病院の方が患者やスタッフの数が少ないので確率は低くなるかもしれません。でも、どちらが安全かは、一概には言えないとわたしは思います。

第4章で詳しく書きますが、もし小さな産院をかかりつけの病院にしている場合、妊娠中にコロナに感染してしまったら、その後の診察は同じところで続けることはできません。コロナ感染者を受け入れることが可能な施設に診てもらうことになります。

もし、そのときに流行が拡大して感染者が多くなっていれば、受け入れてくれる病院を探すのに時間がかかり、自宅待機となるかもしれません。

地方の場合、コロナ感染者を受け入れる施設がその地域にひとつしかないということも多く、そこから断られることは、満床でない限り、ないはずです。断ったら行き場がないことがわかっているわけですから、断れないのです。

しかし、都会の場合、受け入れ可能な施設が複数あるため、どうしても「ほかにも受け入れ先があるのではないか」となってしまいがちです。もちろんそれぞれの病院に受け入れがたい事情があることは確かですが、妊婦さんは困ってしまいます。

最初から感染病棟もあるような大きな病院にかかっていた場合、コロナに感染しても、病棟を移るだけで、同じ病院で対応できる可能性が高いでしょう。

小さなクリニックと大きな病院のそれぞれにメリットとデメリットがあります。それらと新型コロナウイルスの感染リスクを考えて、産む場所を選ぶ必要があります。

今までのように、おしゃれな雑誌をめくりながら、理想のバースプランを立てる……という雰囲気ではないかもしれませんが、自分や家族や赤ちゃんにとって、一番いい選択を考えてみてください。

いずれにせよ、自分が感染した場合はもちろん、周りの地域の感染の状況によって、思った通りの施設や状態で産めないかもしれないことを、あらかじめ理解しておくと、心に余裕のあるマタニティーライフが送れると思います。

コロナ時代のバースプラン

出産が近づいてくると「バースプラン」を書くための紙を渡されます。これは、出産に関する希望を病院や助産師さんに伝えるためのものです。

コロナの流行状況によって急な予定変更があり得る今、どんなバースプランを立てたらよいのでしょうか。

初めての場合は、どんな出産にしたいかと聞かれても、そもそもイメージが浮かばないはずです。ところが、最近は雑誌やネットの口コミなどでいろいろな例を知ることができるため、自分の理想を思い描いて夢を膨らませている人も多いように思います。

ところが、事前に理想を思い描きすぎて、それにしがみついてしまうと、予定通りにいかなかったときに「こんなはずじゃなかった」と落ちこんでしまうかもしれません。

バースプランが予定通りにいってもいかなくても、赤ちゃんにはあまり関係がありません。

もし、コロナ時代のバースプランをどうすればよいかと聞かれたら、わたしは赤ちゃんと相談してみてと答えると思います。

お産は、赤ちゃんとお母さんの最初の共同作業です。お母さんも大変ですが、赤ちゃんも命がけです。安全にお産を行うためにはどうすればいいかという原点に立ち戻って考えてみることをおすすめします。

そのためには、希望の出産方法やその後のケアを具体的に思い描きつつも、自分の住んでいる地域で流行が拡大したらどうなるかということも考えておいてほしいのです。

産科医たちは全力で出産をサポートして赤ちゃんとお母さんの健康を守りますが、安全のためには、PCR検査や転院や面会制限などを行うこともあるかもしれません。もう流行は広がらないから大丈夫という希望的観測で、もしものときのことを考えずにいると、万が一の場合に動揺したり落ちこんだりしてしまいます。今の状況からいって、もう一度流行が拡大して同じようなことが起こることは十分考えられます。もしもの場合を想定し、あらかじめ心づもりしておくことで、逆に安心してその日を迎えることができると思います。

どういう状況になっても、元気な赤ちゃんを産むという目的は変わりません。腹を決めて、あとは状況を見守りつつ、出産のプロである産科医や助産師さんに任せて、その日を迎えましょう。

ウイルスの流行とはまた少し状況が違いますが、2011年に東日本大震災が発生し、それに伴い原発事故が起こりました。あのときも、放射能に関して不確実な情報が飛び交って、多くの妊婦さんが不安になりました。それでもみなさん子どもを産んでたくましく乗り越えていっています。

さらに、震災後に妊娠した人は、それまでの妊婦さんたちと違って、肝が据わっている感じがしました。世の中に危険があることをあらためて認識し、それでも覚悟を持ってこの世に子どもを産みだすと決めたからでしょうか。

ぜひ、肝の据わった妊婦さんになって、新しい命という希望をこの世に送り出してほしいなと思います。

立ち会い出産や面会のリスクをどう考えるか

感染拡大を警戒していた時期は、面会や立ち会い出産だけでなく、妊婦健診の付き添いもできないというケースもありました。待合室で人が密状態になるのを防ぐためです。

また、無痛分娩で出産する予定だったのに、できなくなったケースもありました。

これから妊娠や出産を控えている人は、また流行の波が来て、自分もそうなってしまうのではないかと、不安に思っていることでしょう。

でも、出産に関しては、たとえ、感染症が流行していなくても、予想外のことは起こり得ます。理想通りいけばラッキーくらいの緩い気持ちで臨んだ方がいいかもしれませんね。

立ち会いや面会を制限したどの産院も、できることなら、そんな制限などせず、好きなだけ面会や立ち会いをさせてあげたいと思っていたことでしょう。安全面を考えた苦渋の決断だったと思います。

感染のリスクを考えると、産院に出入りする人はなるべく少ない方がいいからです。

国は感染拡大の予防策として、換気の悪い密閉空間、多数が集まる密集場所、間近で会話や発声をする密接場面の3つの密を避けましょうと呼びかけていますが、出産の現場はこの「3密」をどうしても避けることができません。立ち会いにきたパートナーが感染していた場合は、院内感染が起きてしまうかもしれません。スタッフに感染が起きてしまうと、小さな産院は人手不足に陥り閉めざるを得なくなります。そうなると、多くの妊婦さんが行き場を失ってしまいます。

この時期に出産をした妊婦さんや妊婦さんのパートナーは、立ち会いが禁止されたことで、心細い思いや残念な思いをされたことだと思います。

立ち会い出産や面会を制限したことが、感染防止にどのくらい効果があったのかはこれから検証されていくと思いますが、次に感染者が増えたときは、今回のように一律にどこも禁止にするのではなく、それぞれの産院の対策や方針をもとに、地域の流行状況によって、違う対応を取るべきですし、恐らくそうなるだろうと思います。

そうなってしまうと、迷うのは妊婦さんです。

慎重な対応をする施設と、制限をあまり設けない施設と、どちらを選んだ方がいいのでしょうか？

立ち会いや面会がＯＫの場合、単純に考えて、立ち会い・面会不可の場合と比べて感染リスクは大きくなります。たとえば面会ＯＫの産院で、４人部屋で、隣の妊婦さんのところに朝から晩までいろんな人が入れ代わり立ち代わり出入りしていても、それを止めることはできません。自分のパートナーの立ち会いや面会はＯＫにしてほしい。でも、ほかの人がたくさんうろうろするのは嫌だなというのが正直なところだと思いますが、そういうわけにはいきません。

感染のリスクを最小限にしたければ、人の出入りを制限している産院の方がよいでしょう。

一方で、感染リスクよりも、立ち会い出産や面会ができないことの方が自分にとってデメリットが大きいと判断した場合は、リスクを受け入れ、立ち会いや面会を制限しない産院を選ぶというのも考え方のひとつです。

わたしの知り合いで、産後のメンタルを考えると、立ち会いや面会ができるのは必須だという判断から、コロナ禍の中、それらができる病院を探して転院された方もいました。それはそれでありだと思います。立ち会いがあった方が心身ともに健康に出産できるというのなら、できるところを選んでもらった方がいいと思います。もちろんその判断は地域の流行具合によっても変わります。

4月と5月の妊婦さんは急な展開に振り回されて本当に気の毒でしたが、あのコロナ禍を経験した産院は、対策を講じて次の流行の波に備えるはずです。

これから産院を選ぶ人は、感染が拡大したときの対応を確認しておきましょう。もちろん、予想外のことが起きて予定通りにはいかないこともありますが、あらかじめ対応を聞いておくことで、コロナに対してどういう考え方でいるかを知ることができます。

慎重な対策を取る代わりに不便な面も多い産院は、不安の大きい妊婦さんでも安心してかかれますが、そこまでやらなくていいのにと思う妊婦さんは、様々な制限を課されることにストレスを感じてしまいます。逆もしかりです。

もし流行が拡大してしまったときに、考えや方針が合わないからといって急に産院を変えることになったら、受け入れ先を探すのは普段以上に大変になります。そうならないよう、事前によく話し合い、納得して選んでください。

余談ですが、わたしは、初めての出産のときに夫の立ち会いを希望していました。でも、残念ながら、予定よりも早く出産してしまったため、間に合いませんでした。妊娠とお産の経過を知り尽くしているはずの産科医でも予定通りにいかないことはあるのです。

しかし、立ち会えなかったからといって、夫婦の愛情が薄くなったり、夫が育児を手伝ってくれなくなったりするなんてことはまったくありませんでした。そもそも、立ち会いができないせいで、夫婦仲が冷えたり育児放棄したりするのではないかと妊婦さんに心配させてしまっているのだとしたら、そのパートナーはちょっと反省してほしいですね。もはや立ち会い以前の問題ですよ。信頼を回復するために大いに努力する必要があるでしょうね。

出産時の感染対策に対する賛否両論

地域や施設によりますが、新型コロナウイルスの流行が拡大した緊急事態宣言時には、陣痛室・分娩室で妊婦さんにマスク着用を求めた産院も多くありました。

今後も流行の状況によっては、マスク着用を妊婦さんにお願いすることもあると思います。感染している人とそうでない人の見分けがつかない新型コロナウイルスは、出産をする妊婦さん自身が無症状で感染している可能性がゼロではありません。分娩時には、いきみを逃すために「ヒーヒーフゥー」などの呼吸法を行ったり、いきむときには大きく何度も吸ったり吐いたりしてから息をこらえたりします。いずれもマスクなしの場合、エアロゾルが発生し、出産現場に携わる医療スタッフに感染する可能性が高くなります。

もし、そこで院内感染が起きてしまえば、ほかの妊婦さんのお産ができなくなるだけでなく、生まれてきた自分の赤ちゃんも感染のリスクが高まります。日本産科婦人科学会では、地域や感染状況によってどの程度の感染対策が必要になるか変わってくるため、統一見解は出していませんが、院内感染予防のため産院からお願いがある場合はマスク着用にご協力をお願いしたいとしています。

緊急事態宣言が出され、日本中で老若男女が自粛し、不便や不自由に耐えていたときは、このような状況でも妊婦さんやご家族も受け止めて安全な出産へ協力していただけました。しかし、一度、流行の波が去って一見生活が元通りになってくるとほかの自粛同様「あれは必要だったのか」という声が聞かれるようになりました。

ツイッターでは「分娩時のマスク着用なんて妊婦さんが死んじゃう！」「医療従事者の方が防護すればいいだけでは？」という意見が多数リツイートされ、共感を呼んでいました。また、「分娩時に立ち会いを認めない日本の産院は人権侵害だ」という趣旨の署名活動もインターネット上で立ち上がっていました（こちらはそれほど反響はなかったようです）。

わたしはそれを見て、とても悲しくなりました。産院は決して妊婦さんに意地悪をしようと思っているわけでも、主体的で満足のできる出産を軽んじているわけでもありません。そのような分断を煽《あお》って、妊婦さんがマスク着用を拒否した結果、院内感染が起きた場合、一番被害を受けるのは妊婦さんです。一度感染した医療従事者はしばらく復帰することができません。小さな産院なら閉めざるを得ないでしょう。赤ちゃんは待ってくれないのに、お産をする場所がどんどんなくなっていくという事態は絶対に避けたいところです。

一度院内感染が起きたら分娩施設を閉鎖せざるを得なくなり、大勢の妊婦さんに影響が出ることでしょう。また、産院の名前が公表され、世間に糾弾《きゅうだん》されることにもなるでしょう。周産期の現場ではそのリスクと戦いながら、少しでも妊婦さんと赤ちゃんのためにできることを模索しています。

分娩は長時間となることもあり、マスクを着用したままでは苦しく感じることもあるかと思います。苦しい場合は酸素マスクを上から当てたり酸素マスクに取り替えたりすることも可能です。また、マスクを着用しても酸素飽和度に影響はなく、「死んじゃう」ということはありません。赤ちゃんにも影響はなく、苦しがるということはないのでその点は安心していただいて大丈夫です。

もちろん、ガウンやマスクなどの医療物資が潤沢にあれば医療者側が防護することで院内感染はある程度防げるでしょう。しかし、妊婦さんがほかの妊婦さんに感染させることも防がなくてはいけません。分娩室で、カーテン越しに隣の妊婦さんがマスクなしで喘いでいたら、直前に産んだ妊婦さんが発生させたエアロゾルが室内に舞っている分娩室で産むことになります。そんな状況は、やはり不安に感じてしまうのではないでしょうか。3密を避けるために窓を開けっぱなしにすることもできません。分娩室は通常、新生児の体温を下げないように締め切って保温しているからです。

ＰＣＲ検査を事前に導入する産院でも、偽陰性の問題もありますし、ＰＣＲ検査後に感染することも十分にあり得ます。無症状のまま出産し、産後に新型コロナウイルス感染が判明するケースも出ています。

立ち会い出産や面会についても同じことが言えますが、平時と同じように出産の自由を妊婦さんたちが追求した場合、自分や家族が他の妊婦さんのリスクを上昇させることにもなりますし、逆も成り立ちます。妊婦さんは最大限に守られるべき存在ですが、妊婦さん自身も他の妊婦さんを守るという視点もぜひ持っていただきたいのです。

妊婦さんが死んじゃうとツイートした人も、きっと妊婦さんのことを心配してつぶやいたのだと思います。でも、それが結果として妊婦さんの不安を煽り、周産期医療に対する不信感を生み、医療者と妊婦さんの対立や分断にもつながり、現場のリスクを高めることになってしまいます。

妊婦さんに負担をかけずに安全なお産をしてもらいたいというのが、医療者側の切なる願いでもあります。どうか、対立を煽るのではなく、産院が感染予防対策を強化できるような、応援をしてほしいと思います。

感染対策と出産の快適性のバランスは今後も検討されていくと思います。「一律禁止」「マスク強制」など、思考停止に陥ったまま運用されるということはないので、不安な点や不明な点はお尋ねいただき、コロナ禍での感染対策にご協力ください。

なぜ世界はワクチンの誕生を切望するのか

2020年7月1日現在、世界各国で新型コロナウイルスのワクチンや治療薬が開発され、進捗状況がメディアによって報じられています。多額の費用をかけて、大手製薬会社から小さなバイオベンチャー企業まで、猛スピードで研究と臨床試験が進んでいます。

ワクチンと治療薬は役割が違います。

原則的に、治療薬は発症した人に投与して、重症化を防いだり、回復を早めたりするためのものですが、ワクチンは健康な人に投与し、病気を予防するためのものです（原則的にと書いたのは、中には予防のために投与する治療薬や、発症してからでも症状を抑えるために使えるワクチンもあるからです）。

効果的なワクチンを打てば、その病気に二度とかからなくなります。ワクチンによって感染症を予防できるようになるだけでなく、感染先を失ったウイルスは増殖できなくなるためにどんどん減って、ついにそのウイルス自体が撲滅されることもあります。

これだけ聞くと、ワクチンはまるで魔法のような薬ですが、これは人間がもともともっている体の仕組みを利用しているからこそ、できる技なのです。

人の体には、病原体が入ってくると、最初に駆けつけて戦う「自然免疫」という仕組みが備わっています。血管やリンパ液に乗って体中をパトロールしている警察官のような部隊です。一方、病原体専用の武器である「抗体」を作って戦う「獲得免疫」という仕組みもあります。こちらは警察官から得た情報をもとに、敵に合わせて精密な化学兵器を生産し、後から駆けつける特殊部隊といえるでしょう。

ウイルスはとても小さく、細胞の中にもぐりこんでしまうので、自然免疫にとっては戦いにくい相手です。強力なウイルスの場合は、特殊部隊の出動待ちです。抗体ができるまでには時間がかかりますので、初めて出会う病原体に対しては、戦いは長引き、苦戦します。ところが、一度抗体を作って撃退したあとは、二度目の戦いは有利になります。抗体の記憶が保存されていて、二回目に入ってきたときにはすぐに作ることができるからです。

このような仕組みから、ある病原体に感染して発症したあとに回復した人は、同じ病原体では感染症を発症しなくなります。

では、二度とかからなくなるために、わざと感染すればいいかというとそういうわけにもいきません。もしかしたら、一度目の感染で重症化して命を奪われてしまうかもしれません。そこまでいかなくても、後遺症が残ってしまうことだってあり得ます。

そういういちかばちかの体を張った賭けをする代わりに、ワクチンがあるのです。

ワクチンを接種すると、疑似的に感染した状態を作り出すことができます。そうすると体は抗体を作りだすことができ、一度感染したのと同じ状態になるのです。これにより、病原体を早く追い出せる態勢が整います。事前学習した体は、本物が襲ってきたときも、初めての敵にもかかわらず善戦し、発症を防いだり、発症しても重症化せずに済んだりということを成し遂げるのです。

新型コロナウイルスの場合は、自覚症状のない人もウイルスを拡散してしまうため、社会活動を制限することなく感染の拡大を止めるためには、ワクチンの開発と接種の普及が必須です。

効果的なワクチンが開発されたら、まずは重症化リスクが高い人に接種されるでしょう。高齢の方、基礎疾患のある方、そして妊婦さんは重症化しやすいわけではないですが、胎児についてのリスクが未知数のため、優先的に接種されるグループに入るはずです。

そうしてほかの人にも接種が広まり、全員に行き渡って誰も感染する人がいなくなれば、人の間での新型コロナウイルス感染症は終息したといえるでしょう。そこまではできなくても、重症化しやすい人や、かかりたくない人がワクチンによって守られるようになれば、ほかの軽症で済む人はワクチンがなくても普通に活動できます。ワクチンがあっても接種をしない人も多いインフルエンザと同じです。そのような状態になれば、ようやく安心して、コロナが流行する前のように人と会ったり、旅行を楽しんだりできるようになるでしょう。

というわけで、いま、世界中が新型コロナワクチンの誕生を待ち望んでいます。はたして、それはいつのことになるでしょうか。

現在開発中のものが、すべて順調にうまくいって、効果があることが証明されて、十分な量が生産されて、日本にも出回る……そういう最短の想定を考えて半年以上はかかるでしょう。

しかし、もし開発したワクチンに効果がなかったり問題が起きたりした場合は、こんな期間では実現できません。ほかのワクチンの進捗待ちになってしまいます。

最悪の場合、新型コロナウイルスにはワクチン戦略はとれない、ということもあるかもしれません。そういうウイルスも存在するのです。まだメカニズムは完全にはわかっていませんが、病原体の中には一度かかったら二度とかからないものと、一度かかってもその抗体が体から消えてしまって、一定期間が経つとまたかかってしまうものがあります。

また、何年も研究を続けているのに効果的なワクチンができていない感染症もこの地球上にはたくさん存在しています。たとえば、ＨＩＶウイルスが引き起こすＡＩＤＳは世界中で研究され、予防ワクチンの開発が待ち望まれているにもかかわらず、未だにできていません。

もちろん、早く実用化されたら喜ばしい限りですが、ワクチンが早くできることをあてにしてライフプランを立てるのは、宝くじが当たる前提で人生設計するようなものかもしれません。宝くじほど確率が低くないことを願っていますが、自分の力ではどうにもならず、誰にも先が読めないという点がどちらも同じです。

人類の将来という長いスパンで考えれば、わたしたちはきっと新型コロナウイルスに勝利を収めるはずですが、そんな悠長な話は、妊娠・出産に臨む妊婦さんには関係ありませんよね。ワクチンのことはとりあえず頭の隅に押しやっておいてプランを立て、もし、ワクチンが開発されたら、宝くじに当たったたと思って喜びましょう。

リスクをゼロに近づけるか、生活を取るか

すでに述べたように、新型コロナウイルスに関しては、妊婦さんや胎児に特別な悪影響を及ぼすというはっきりとしたデータは、今のところありません。

だから、心配しすぎないでほしいのです。

でも、まだわかっていないことも多いため、気にせず暮らしてくださいとも言えないのが難しいところです。

胎児や出産への影響がないと医師や科学者たちが考えているのは、「今のところ」という条件付きです。新型コロナウイルスが人類の脅威になってからまだ日が浅いため、医療デ

ータの蓄積がありません。

なにしろ、大流行してから数か月しか経っていないのです。妊娠初期に感染した場合にどうなるかというデータは、ほとんどありません。また、無事に出産できた母子についても、その後、後遺症などが現れないかどうかは、経過を見てみないと、現時点ではわかりません。

今までは大丈夫だったとしても、もしかしたら次は何か起こるかも……という可能性を完全に否定することはできないのです。

緊急事態宣言が出されたときも、わたしのクリニックでは通常通り診察を続けていましたが、新型コロナウイルスに対する妊婦さんの反応は、様々でした。

何か月も妊婦健診以外は一歩も外に出ていませんという方もいれば、緊急事態宣言の発令が終わったとたんに、旅行の計画を立てている方もいました。

感染したくないというのは誰しも同じですが、リスクを減らすためにどこまで我慢するかという加減は人それぞれです。

リスクをゼロにできるものなら、誰だってしたいものです。

でもそのために、どれだけ我慢するか、それは個人の判断にゆだねられています。

もし、絶対に感染したくないという場合は、家族を含めて人との接触を完全に断てば、ウイルスに出会うことは、ほぼなくなるでしょう。

ウイルスは、動物や植物の細胞の中でしか増殖できないという性質があります。新型コロナウイルスに関しては、人間以外では野生動物やペットの犬猫の感染例が報告されていますので、野生動物と触れ合わず、ペットを室内飼いし、ほかの人間と接触しなければ感染することはありません。

しかしそれでは、社会生活は営めません。何より、妊婦健診にも行けませんし、ひとりで出産することもできません。そんなことをしたら、新型コロナウイルスの感染よりも大きなリスクが伴いますので、赤ちゃんのためにもお母さんのためにも、絶対におすすめできません。

心身ともに健康的に暮らしていくためには、ある程度のところで手を打って、リスクを引き受けながら気をつけて生きていくしかありません。

どこまで気をつけて、どこからは気をつけなくてよいのかという線引きをどうしたらいいのか。それが一番の悩みどころではないかと思います。

なのに、一番聞きたい答えは、誰も教えてくれません。

結局のところ、予防のために多くの不自由を引き受けるのか、リスクが少々あっても、できるだけ今まで通り暮らしたいのか。それを決められるのは、赤ちゃんをこの世に産みだすことを決めたあなただけです。

もちろん、医師の目から見て危険なことや、ほかの人をリスクにさらす可能性がある行動は、制限されることがありますが、そうではないときは、自分で考えて決めていくしかありません。

ただし、リスクを引き受けて行動を選択することと、無知のまま大丈夫だろうと勝手に思いこんで無謀な行動をすることとは全然違います。

わたしたちはついつい忘れてしまいますが、この世界はもともとたくさんの危険に満ちあふれています。

生物が地球上に誕生して以来、命が危険にさらされるリスクがゼロだったときは一度もありません。今回の新型コロナウイルスの流行に限らず、これまでも世界はリスクにあふれていました。そんな世界に新しい命を産みだしサバイブしてきた祖先のおかげで、今のわたしたちが存在しているのです。

安全が当たり前と思いながら生きていくよりは、危険がいっぱいあるけれども我が子を産みだそうと腹を決めて妊娠・出産に向き合った方が、強く柔軟に生きていけるのではないでしょうか。

この世界に我が子を誕生させ一緒に生き抜くと決めたら、次はどこまで予防するかの防衛ラインを決めてください。

メリットとデメリットを天秤にかけながら、パートナーとよく話し合ってふたりの意見をすり合わせていく必要があります。

できる限り予防したいから不自由さを我慢するのか、基本的な予防だけ行ってリスクがあってもできるだけ普段通り日常を送っていくのか。どちらが正解なのかは誰にもわかりません。わたしはどちらのスタンスも応援したいと思っています。

これから生まれてくる赤ちゃんのために、お母さんやお父さんが一生懸命考えて判断したのなら、きっと納得のいく出産・子育てができると思います。

幸いなことに、このウイルスは予測不可能な脅威ではありません。ウイルスに出会いそうな行動はある程度わかっていますし、そのような行動を避ければ避けるほど、感染する確率は確実に減っていきます。

新型コロナウイルスに対する「防衛ライン」を決めたら、あとは正しく防衛行動をとるだけです。そのためには正しい知識が必要になることは言うまでもありません。間違った知識でがんばっても、ストレスがたまるだけでなく、感染してしまうかもしれません。また、日常生活をできるだけ普通に送ることを選択したとしても、お腹の赤ちゃんのことを思うと、ストレスを感じない範囲で最低限の予防行動は必要です。

妊婦さんが赤ちゃんのためにできることはコロナ前と同じ

妊娠すると感染症に気をつけるようにかかりつけ医からアドバイスをされると思います。もしかしたら、そのせいで、妊娠すると抵抗力が弱くなると思ってしまった人もいるかもしれません。ですが、そんなことはありません。妊婦さんが気をつけなくてはいけない感染症は、妊娠していない人でもかかります。

ただし、かかったときのリスクが違います。妊娠していない人なら、感染しても軽症で済む病原体でも、妊婦さんの場合は、お腹の赤ちゃんに障害を与えたり、流産や死産を引き起こしたりする可能性があるため、かからないように注意を払う必要があるのです。

たとえば、サイトメガロウイルスという名前のウイルスは、妊娠中に初めて感染すると、お腹の中の赤ちゃんに先天性の障害を引き起こす可能性があります。ところが、健康な人が感染してもほとんど症状がありません。感染している人が自覚症状のないまま人にうつしてしまう点は、新型コロナウイルスとよく似ています。

このウイルスにはワクチンがありません。多くの場合、ただの風邪と区別がつかないため、自分が過去に感染したことがあるかどうかは、抗体検査で調べるしかありません。抗体がなかった妊婦さんには、予防方法を指導します。

また、感染の経路も新型コロナウイルスと似ています。唾液や涙や尿などの体液を介してうつるのです。

体液がどういうもので、どういうときに感染するのか。以前は一つ一つ説明していましたが、コロナが流行ってからは、「ソーシャルディスタンスをとっていれば大丈夫です」と、ひとことで説明が済むようになりました。

ご家庭に小さなお子さんがいる場合には、ソーシャルディスタンスをとるわけにはいきませんから、子どもと食器を共有しないことや、キスをしない、世話をしたあとは手を洗うということなどもお伝えしますが、これは新型コロナウイルスの家族間感染を防ぐ行動と同じです。

妊婦さんがかからない方がいい、ありふれたウイルスといえば、インフルエンザウイルスです。これは妊娠中でもワクチンを打つことができますが、ワクチンは危険性が少ない代わりに効果も少し小さい不活性化ワクチンのため、予防接種をしていても感染するときは感染します。これも日々、予防に努める必要があります。

つまり、新型コロナウイルスが流行していても、していなくても、妊婦さんは感染症に気をつけて暮らしていかなくてはなりません。

このコロナ禍の中で、妊婦さんが赤ちゃんのためにできることは、感染症に気をつけ、自分の体調と赤ちゃんの体調を考えて生活し、定期的に健診を受け、家族や医師や助産師と一緒に赤ちゃんの成長を見守ることです。実は、コロナが流行る前と変わらないのです。

何より、このコロナ禍の中で忘れられがちですが、妊婦さん自身が、リラックスした幸せな気持ちでマタニティーライフを過ごせることが一番大切だとわたしは思います。

せっかくの妊娠期間なのに、ウイルスのせいでやりたいことができずにストレスが溜まっていくと思いますが、赤ちゃんのためにも、何とか工夫して楽しくやっていく方法を見つけてみませんか？

このコロナ禍の中で、妊婦さんにとっていいことを敢《あ》えてひとつ挙げるとしたら、みんながコロナの予防に努めているおかげで、ほかの感染症もうつされにくくなっているということでしょう。

これまで、世の中のほとんどの人たちは、感染症について無関心でした。熱が出てもマスクもせずに出勤し、咳をして鼻水をすすりながら仕事をするのはめずらしいことではなかったはずです。明らかにインフルエンザと疑われる高熱を出したときも、休まずに出勤する人は大勢いました。そんな人を気の毒がることはあっても、ウイルスを拡散する非常識な行動だと非難する風潮はありませんでした。

ところが、今回の新型コロナウイルスの流行によって、世の中の意識が一変しました。感染症を他人にうつしてはいけないという当たり前のことに人々は気がついたのです。

熱が出たら外に出ない。咳が出るときはマスクをする。家に帰ったら手を洗う。新型コロナウイルスの感染を予防するためのこれらの行動は、インフルエンザウイルスや、普通の風邪、そのほかの感染症を引き起こすウイルスや細菌の拡散も同時に防いでいます。

コロナ以前の妊婦さんは、お腹の赤ちゃんを守るために、様々なウイルスがうろうろしている社会で孤軍奮闘していたわけですが、今の状況は、妊婦さんにとって、安全な環境だと言えるかもしれません。

コラム

もう新型じゃないコロナ　ＳＡＲＳとＭＥＲＳはどうなった？

現在、世界中で猛威を振るっているウイルスの名前を、日本では新型コロナウイルスと呼んでいます。その名前が多くの人に通じやすいので、この本でも新型コロナウイルスという名称を使っています。

新型というからには、旧型のコロナウイルスもあるわけです。これまで４種類のコロナウイルスが知られていましたが、感染しても鼻風邪を引き起こす程度で済むので、コロナウイルスは、それほど危険なウイルスだとは考えられていなかったのです。

ところが、２００２年に今まで見つかっていなかった致死率の高い新しいコロナウイルスが現れ、中国から流行が始まり、世界中に広まりました。のちにＳＡＲＳ（重症急性呼吸器症候群 Severe Acute Respiratory Syndrome）と名付けられた感染症です。ＳＡＲＳというのは病気の名前なので、ウイルスの名前はＳＡＲＳコロナウイルスと呼ばれるようになりました。

ＳＡＲＳについては、２００３年５月に、台湾から関西方面に観光に来た医師が、帰国後に

SARS陽性だったことがわかり、日本でも話題になりました。若い方や関西に住んでいない方は覚えていないかもしれません。関西ではマスクが品薄になり、売り切れて買えない人も出てきました。当時わたしが働いていた阪大病院では、玄関のすぐ横に陰圧の「感染制御外来」も設置されました。

ひとりで多くの人に感染させるスーパー・スプレッダーの存在が注目されたのも、このときです。

しかし、日本では感染者は出なかったので、いつの間にか話題から消えてしまいました。消えてしまったのは話題だけではありません。隔離と治療を根気強く繰り返し、SARSウイルス自体もほとんど消し去り、流行を終息させることができたのです。WHOは2003年7月5日に封じ込めに成功したと発表しました。発生がわかってから、わずか8か月。有効なワクチンの開発を待つ前に終息したのでした。

新型の方もこのようにうまくいけばいいのですが、なかなかうまくいかないと思います。流行の規模が桁違いだからです。

SARSの患者は全期間で8069人でした。しかしながら、新型コロナウイルスの累計感染者数は、6月末の時点で1000万人を超え、まだ弱まる気配はありません。

もうひとつ、SARS以外に比較的「旧型」のコロナウイルスがあります。それは、2012年に発見されたMERSコロナウイルスです。

これは、中東のラクダから人に感染したと考えられています。中東呼吸器症候群（Middle East Respiratory Syndrome）と名付けられ、頭文字をとってMERSと呼ばれました。このウイルスは、中東だけでなく中国や韓国にも広がりました。

MERSは、発症した人の3割以上が亡くなるという、SARSよりもさらに致死率の高い恐ろしい感染症です。今のところ、ワクチンも治療薬もなく、終息もしていません。感染源であるラクダと接触の機会がある中東地域では、現在でも感染者や死者が発生しています。

厚生労働省は中東に行くときはラクダと接触しないように呼びかけると同時に、空港で検疫を行い、MERSの発生国からの入国者・帰国者に感染した疑いがある場合は、検査や健康監視などの対策をしています。

旧型のコロナウイルス感染症であるSARSやMERSにはそれぞれ名前がついているわけですが、新型コロナウイルス感染症の正式名称は、今のところ、Coronavirus Disease 2019です。「2019年に現れたコロナウイルスの病気」という意味で、あまりアイデンティティを感じられない名前ですが、今は、悠長に命名を議論している場合ではないのかもしれません。頭文字を取って、COVID-19と略されています。

COVID-19は病気の名前ですので、ウイルス名は何かというと、SARS-CoV-2です。日本語でいうと、SARSウイルス・パート2という感じでしょうか。SARSウイルスとよく似た呼吸器症状を引き起こすのでひとくくりにされたようです。

新型という名前もあいまいですが、SARSウイルス2というのも新鮮味に欠けますよね。

もう少しふさわしい新しい名前がいずれは決まるかもしれませんが、それが決まる前に新たなコロナウイルスが出てきて、「新型コロナウイルス2」なんて名付けられることになりませんように、祈るばかりです。

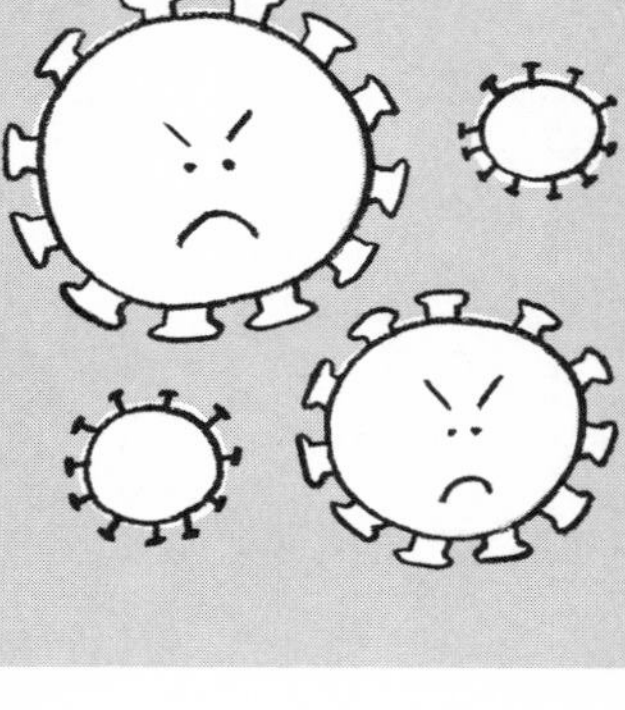

第2章

正しい知識を武器に効果的に予防する

この章ではウイルスの特徴や予防に関する知識をわかりやすく解説していきます。手っ取り早くすぐに役立つことだけ知りたいという場合は、第3章に飛んでも構いません。ですが、原理や基本を知っておくと、より効果的に予防できるだけでなく状況が変わったときに自分で考えて判断することができるようになります。

わたしたち医師は、妊婦さんの体の状態や感染症について、基本的な知識をもっていますので新型コロナウイルスに関する新しい情報が入ってきても、それが確からしいのか、そうでないのかを、ある程度判断することができます。また、その情報に基づいて、効果的に予防をするにはどうすればいいのかという対策を考えることができます。

基礎的な知識がないと、言われたことをそのまま受け入れるしかありません。しかしながら、誰が正しいことを言っているのかの判断もつかないため、大量の情報に振り回されて疲弊してしまいます。

これから先、様々なデータやニュースが出てきて、社会の対応も変わっていくでしょう。そんな状況の中でこそ、基礎的な知識が役に立ちます。この章は、間違った変な意見に「感染」しないための「ワクチン」と言えるかもしれません。

ウイルスの特徴と性質を知れば不安は減る

これから妊娠・出産をしようという方に、最低限、覚えておいてほしいことがあります。それは次に挙げる3つの原則です。

①ウイルスは生きている生物の細胞の中でしか増殖できない。
②ウイルスは皮膚から侵入できない。
③少量のウイルスが体内に入っただけでは発症しない。

この3つを心から納得して理解すれば、ウイルスのいる可能性がほとんどないところで怯えたり、ほとんどリスクのない行為なのに感染の心配をしたりすることがなくなると思います。

まず、①ですが、野生動物がうろうろしていない場所において、ウイルスを増殖させてまき散らすことができるのは人間だけです。ウイルスは主に感染者の体の中にいて、外に出てくるウイルスはその中の一部です。人の体の外に出たウイルスは増えることはできません。また、一定時間が経つと感染力を失います。

さらに、②ですが、ウイルスは、皮膚から侵入することはできません（ただし、傷口からは侵入します）。傷のない手や顔についただけでは感染しません。では、どこから入るのかというと、それは粘膜と呼ばれる部分からです。

粘膜というのは、口の中や鼻の中、内臓の内側を覆っているやわらかく湿った組織です。目にも結膜という粘膜があります。

人の体は外からの侵入者を防ぐために皮膚というバリアを持っています。粘膜にはそのバリアがありません。とはいえ、手ぶらで侵入を許すわけではありません。粘液と呼ばれる液を出して侵入者をやっつけます。少量の病原体はこれで防ぐことができますが、病原体の勢力が強いと侵入を許してしまいます。

体の中にも侵入者をやっつける仕組みはあるので、少量の病原体が入っただけでは病気にはなりません。しかし、数で圧倒されてしまったり、もともと体が弱っていたりすると感染を許してしまいます。これが③の原則です。

現在、様々なコロナ対策が行われていますが、この3つの原則をふまえると、一番効果のある対策は何でしょうか。

まずはウイルスの量に注目してみましょう。

ウイルスが一番多くいる場所は、感染者の体の中です。体の中にいる間はほかの人にうつりませんので除外するとして、次に多くいる場所は、感染者の体液（主に唾液）です。日本では家族や恋人以外とキスをする習慣はありませんが、キスをすれば、もっともダイレクトにウイルスが渡されてしまうでしょう。

キス以外の経路で考えられるのは、体内から飛び出た飛沫を経由した感染です。介護や治療、向かい合って議論する、複数人での飲食など、顔を接近させている状況で、唾液が飛んできた場合は、飛沫の一部が粘膜につく可能性はあります。

そういった濃厚接触がない場合、口から飛び出た飛沫は重力に従って落下し、テーブルや床や壁などに付着します。環境中に落ちた飛沫が、誰かの粘膜につく経路として一番考えられるのは、手で触れて、その手が粘膜を触ることです。つまり、自分でわざわざ粘膜に運ぶというパターンです。もうひとつは、飛沫が食べ物や食器などに落下して、それに口をつけるというパターンでしょう。

この場合は、あちこちに飛んだ飛沫の一部が手について、そのさらに一部が粘膜につくわけですから、ウイルスの量としてはかなり減ることになります。ただし、感染者と長時間密室にいれば、何度も飛沫が飛びますから、飛沫に触ってしまう可能性や頻度は高くなり、ウイルスの量も多くなってしまうでしょう。また、小さな飛沫だと落下するのに時間がかかるため、向かい合っていなくても直接吸いこんでしまうこともあるでしょう。

エレベーターのボタンや、階段の手すり、電車のつり革などの、不特定多数の人が触る場所については、もし感染している人がウイルスのついた手で触って、そのあとに誰かが触ったりすることなく自分が触ってしまったら、ウイルスが付着してしまうかもしれません。ですが、その後、手を使っていろいろな作業をするうちに、ウイルスは減っていくでしょうし、汚れた手で粘膜を触らなければ、感染することはありません。

スーパーで買ってきた商品の表面や、宅配の荷物の表面については、感染した人が触っていたとしても、それと同じ場所を触る確率はかなり低いでしょう。そして、もし触ったとしても、粘膜に触る前に手を洗いさえすれば感染することはありません。

以上のことをふまえると、もっとも効果的な予防方法は、人の唾を直接浴びるような場所に行かないということになります。

たとえ、双方がマスクをしていても、くしゃみのように勢いよく飛沫が飛ぶ場合は、マスクの隙間やマスク越しに出ていきます（飛距離は小さくなると思います）。マスクは飛沫を防ぐ役割はある程度ありますが、やはり隙間はあるので完全に防ぐことはできません。

密着する機会の多い接待を伴う飲食店や、マスクを外して大声で会話をする宴会、密室で長時間行う会議、マスクを外した状態で密な環境にならざるを得ない更衣室、唾が飛びやすいカラオケ、密集して叫ぶこともあるライブハウスなど、これまで集団感染が起きた場所は、感染者が混じっていた場合に、ほかの人にうつしてしまう可能性が高いシチュエーションがそろっています。もちろん、一度、集団感染を起こしたところは、その反省をふまえてしっかりとした対策をとっていると思いますので、今、挙げた場所ばかりがリスクが高いというわけではありません。

唾が直接かかりそうな場所や、空気が動かず細かい飛沫が空間に溜まっていきそうな場所という観点から、どういうところで感染が広がりやすいか想像してみることが大切です。

妊婦さん自身が人の密集している場所に赴くことは少ないと思いますが、一緒に暮らす家族や仕事仲間が感染してしまえば、容易にうつってしまいます。赤ちゃんが生まれるまでは、同居する家族には、リスクの高い行動を控えてもらいましょう。また、仕事仲間の場合は、事情を話して、テレワーク対応や、時には休業するという選択肢もありかもしれません。ほとんどの人が黙って乗っている通勤電車よりも、会議室でディスカッションをする方が、感染の確率は高くなりそうです。

一方、直接唾を浴びるシチュエーションでなければ、手を洗うだけで予防は事足ります。外から買ってきたものや、宅配の荷物をすべて消毒しないと怖いという人もいるかもしれませんが、個人的には必要ないと思います。本人にとってその行動が負担でなければ、納得するまで消毒したらいいと思いますが、精神的にも肉体的にも金銭的にも負担になっているとしたら、やめた方がメリットは大きいと思います。

これまでの研究から、新型コロナウイルスが存続できる時間は、プラスチックとステンレス鋼《こう》では最大72時間、銅では4時間未満、段ボールでは24時間未満といわれています。これを聞くと心配になりますが、やはり触った後に手を洗いさえすれば、感染することはありません。家の中に入ったウイルスが段ボールの上で勝手に増えて空気中を飛び回り始めるということは起こりません。放っておくと、感染力を失い、ただの粒子になります。

それでも気になるようでしたら、段ボールをつぶして人が触れない場所に片づけてから、自分の手を洗う。ダイニングテーブルには外から持ち込んだものを直接置かない。キッチンの食品や手が触れるシンクはアルコールか薄めた次亜塩素酸ナトリウム（キッチンハイター などの家庭用塩素系漂白剤の主成分です）でふき取るか、洗剤で洗う。

こんなふうに、日常の家事の範囲で行える対策をしてみてはどうでしょうか。

スマートフォンを「清潔」に保てるか

一点、気をつけてほしいのは、スマートフォンです。食事中にも手離せない人は多いのではないでしょうか。せっかく手を洗っても、スマートフォンにウイルスがついていたら触った時点で汚れてしまい、意味がなくなってしまいます。

医学用語では菌を完全に殺して無菌状態にしたものを「清潔」と呼び、そのほかのものを「不潔」と呼びます。

不潔なものを触った場合は、滅菌された清潔なものに決して触れてはいけません。不潔な手が触れたら、滅菌されたものが汚染されて、清潔ではなくなるからです。また、清潔なものを扱う人は滅菌されていない不潔なものに触れてはいけません。手が汚染されてしまい、その手で清潔なものを触るとまた汚染が広がってしまうからです。

ウイルスや菌は目に見えないので、慣れないうちは、自分の手が今、清潔なのか不潔なのか、わからなくなってしまいます。が、訓練を積むうちに、自然に区別がつくようになり、何だかウイルスや菌が見えるような気になってくるので不思議です。

不潔と清潔の線引きは、状況や必要性に応じて変わってきますが、たとえば、外科手術のように、内臓が空気中にさらされていて、少しの病原体でも健康被害に関わるようなシチュエーションでは、かなり厳密に区別します。密封された滅菌済みガーゼの袋の外側部分は「不潔」、袋の中身は「清潔」と区別し、手術をする医師は「不潔」な部分に決して触れません。「不潔」を扱う係の看護師さんが外の袋を持って、中に触らないように開き、中身だけを医師が受け取ります。

このような方法をとれば、手術室にあるすべてのものを清潔状態にしなくてもいいのです。清潔と不潔の区別がしっかりされていて、扱いを間違えなければ、同じ場所に両方存在することが可能なのです。

これは、新型コロナウイルス対策にも応用できます。自分がいる環境すべてに消毒液を吹き付けてまわる必要はなく、手が清潔状態のときは不潔なものに触らない、不潔状態のときは次に手を洗うまで粘膜に触らないということを徹底すればいいのです。

さて、問題のスマートフォンですが、これを清潔カテゴリーに入れるか、不潔カテゴリーに入れるかをあらかじめ決めておくと、予防が簡単になると思います。

食事中もスマートフォンをいじりたいか、そうでないか。まずはそこから決めたらどうでしょうか。

食事中もいじりたい場合は、スマートフォンを常に清潔に保つ必要があります。手を洗ったあとしか触ってはいけません。消毒していないテーブルに置くのも避けたいところです。

もしくは常にビニール袋に入れて、手が不潔状態のときは袋の外側から操作し、清潔状態のときは中身を取り出して操作するといいかもしれません。

しかし、そこまでして触りたいスマホ依存症の人でなければ、うっかり間違えることもあるのでスマホは不潔カテゴリーに入れておいた方が無難です。そうすると、

- 食事中はスマホに触らない。
- スマホをいじったあとは、顔や食べ物を触らない。

というシンプルなルールを実行しさえすれば、感染予防はばっちりです。

ついでに言うと、手袋は使い捨てでないとしたら、感染予防の面からは非常に扱いづらいアイテムだと思います。清潔なのか不潔なのか意識しにくいからです。

手のように気軽に石鹸で洗うことができないため、手袋を清潔状態に保つのは難しいで

しょう。そうなると、手袋で触るものはすべて汚染され不潔状態になってしまいます。手袋で粘膜を触ってはいけないのは言うまでもありませんが、もし手を清潔に保とうと思ったら、手袋を外すときも、はめるときも、カバンにしまうときも、手袋の表面に触れないように扱わないといけません。結構面倒くさいですよね。

ウイルスは皮膚からは侵入できないので(原則②)、予防面で手袋をするメリットはあまり考えられません。むしろ、清潔と不潔の線引きに慣れないうちは、汚染を広げてしまうデメリットの方が大きいでしょう。

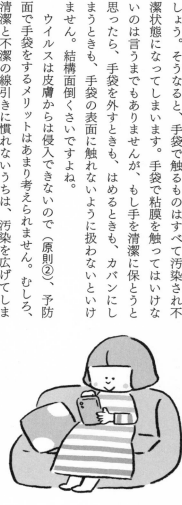

効果的な消毒方法を知っておく

消毒とは、菌やウイルスを無毒化すること、除菌は菌やウイルスの数を減らすことです。ウイルスは菌ではないのですが、わざわざ除ウイルスと書かずに、ウイルスを無毒化することも除菌と呼んでいます。

消毒や除菌の効能をうたっている商品はたくさんありますが、有効性があやしいものがあります。また、病原体によって効く成分と効かない成分がありますので、コロナを予防しようと思ったら、新型コロナウイルスに有効な成分が入った製品を選ぶ必要があります。

現在、厚生労働省が推奨している消毒方法は、次のようなものです。

手指の場合は、石鹼やハンドソープかアルコール消毒液。

物の場合はそれに加えて、次亜塩素酸ナトリウム水溶液（塩素系漂白剤）、洗剤、次亜塩素酸水、熱水です。

まだ調べられていないだけで、新型コロナウイルスに有効な消毒方法はほかにもあるはずですが、ここに挙げたものはすべて、手に入りやすいものばかりなので、これだけ覚えておけば十分でしょう。

石鹼やハンドソープ、洗剤は、特殊なものである必要はありません。普段使っているもので十分です。その理由はあとで説明します。

アルコールというのは、実は物質の名前ではなくグループ名です。わたしたちがお酒として楽しんでいるのは「エタノール」という名前のアルコールです。手指などの消毒には、人体に害の少ないエタノールがよく使われています。ほかにも、眼鏡拭きシートなどに使われているイソプロパノールもアルコールです。これも新型コロナウイルスの除菌に有効という報告がありますが、エタノールより手が荒れやすいので手指の消毒には向きません。

ほかにも、小学校か中学校の理科で名前を聞いた記憶があるかもしれませんが、メタノールもアルコールです。これは人体に害があるので手指の消毒には使いません。

何とかノールという名前がアルコールの共通点のようですが、中には違うものもあります。ややこしいですね。アルコール消毒液と名前がついていて、手指の消毒ＯＫと書いてあって、それが良心的な製品であれば、消毒効果があるはずです。

次亜塩素酸ナトリウムは台所で布きんやまな板を消毒するのによく使われている塩素系漂白剤のことです。まな板などの消毒をする場合、5リットルの水にキャップ1～2杯というかなり薄めた濃度で使いますが、新型コロナウイルスの除菌に関しても、同じように薄めて使います。1本あれば当分なくなることはありません。

身近なもので予防できるのはありがたい反面、恐ろしいウイルスが本当にこれだけで消毒できるのか、納得できない人もいるのではないでしょうか。

そういう人は、ウイルスの構造を知ると、すっきりするかもしれません。

新型コロナウイルスは、エンベロープと呼ばれる膜に覆われています。コロナの毒性を奪うには、この膜を壊せばいいのです。

エンベロープの主な成分は脂肪です。脂肪を溶かすには、洗剤かアルコールが有効です。キッチンで洗い物をするときに、油汚れは水だけでは落ちないので洗剤を使うと思います。また、大掃除のときにコンロの油汚れをアルコール成分の入ったシートでふき取った経験がある人もいるでしょう。洗剤によって落ちやすさは少し変わりますが、手指の洗浄を目的に作られた石鹼やハンドソープならどれも油汚れは落ちることは体感的に納得できると思います。

2020年4月17日に北里大学の研究グループが、身近な市販製品について、新型コロナウイルスの消毒効果を調べた結果を発表しました。

多くの洗剤で消毒効果が見られ、またエタノールは50％以上の濃度であれば、接触時間1分間で十分に新型コロナウイルスを消毒できると結論づけました。

ここ、大事です。エタノール消毒は、50％以上で1分間です。

お酒を飲んでも、コロナ対策にはなりません。

ビールのアルコール度数は約5％、焼酎でも20～30％です。

じゃあ、アルコール度数96％のスピリタスを毎日ストレートで飲めばいいかというと、今度は体に害が出てしまいます。アルコール依存症になるというだけでなく、わたしたちの細胞もウイルスと同様、主に脂肪でできていますから、ウイルスにとって毒となるような濃度のアルコールは、細胞にもやっぱり毒なのです。のどや食道の細胞が傷ついて、食道がんにつながる可能性があります。

多くの市販洗剤で新型コロナウイルスの消毒効果がしっかりと証明されたことは、とても良かったと思います。エタノール配合の消毒液が買えなくなった時期は、ハンドソープや石鹸で手を洗う以外の方法がありませんでした。けれども、むしろ、アルコール消毒よりも手を洗った方が予防効果は高そうです。なぜなら、商業施設の入り口などに消毒液が置いてありますが、多くの人はさっともみ込んで終わりにしているからです。手の全体に1分以上アルコールをつけっぱなしにしている人なんて、見かけたことがありません。

アルコールで確実にウイルスを消毒するためには、手指のすみずみまでアルコールを行き渡らせる必要があります。アルコールが触れた部分しか消毒されないからです。また、手が汚れていたり、濡れていたりすると、アルコールの消毒効果は弱まりますので、油汚れなどがついていない乾いた状態で使う必要があります。さらに、1分間、手の上で蒸発せずに残っているためには、ある程度の量が必要になるかもしれません。

もちろん、この条件は完全にウイルスがなくなるまで消毒する場合なので、そこまでしなくても一部でも効いてウイルスを減らすことができれば十分に意味があります。ウイルスの原則③です。少量のウイルスでは感染しません。減らすことができればいいのです。ただ、アルコール消毒をしたから大丈夫と完全に安心してしまって手を洗わなくなるのは危ないかもしれません。

わたしのおすすめは手洗いです。

厚生労働省は、石鹸やハンドソープで10秒間もみ洗いをした後に流水で15秒すすげば、ウイルスを1万分の1に減らすことができると呼びかけています。

また、手を洗ったあとに、さらに消毒液を使用する必要はないという見解も出しています。

体質的にアルコール消毒できない人も、手を洗えば大丈夫です。また、アルコールを使いすぎて手が荒れて細かい傷だらけになってしまっては、ウイルスが侵入しやすくなってしまうので逆効果です。

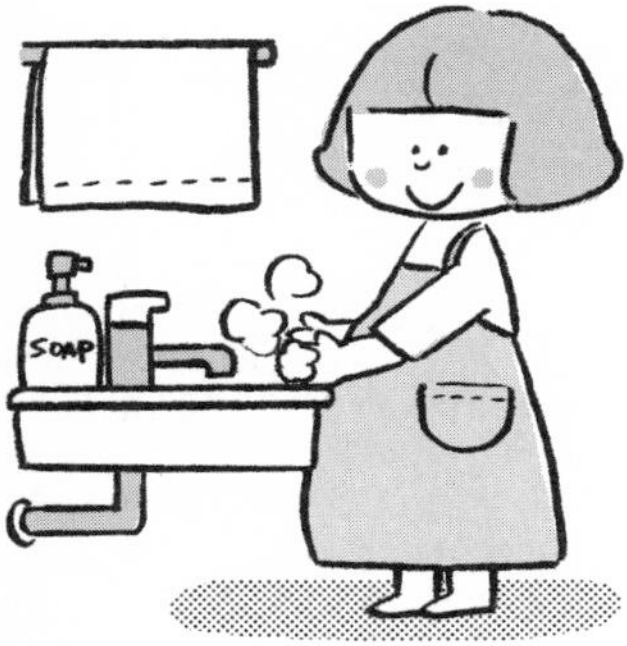

まずは、不特定多数の人が触りそうな場所に触れないこと。食事前や顔をいじる前には石鹸やハンドソープを使ってすみずみまで手を洗って流水でよく流すこと。アルコール消毒は、手を洗えないときに補助的に使うのがいいと思います。

次亜塩素酸ナトリウムと次亜塩素酸水　似ているけれど違うもの

手指ではなく物の消毒の場合は、選択肢はもう少し増えます。食器用や洗濯用の洗剤で洗ってもいいですし、もちろんアルコールも有効です。

熱して消毒することもできます。厚労省のサイトでは、80℃の熱水に10分間さらすことをすすめています。

アルコールが品薄のときのために覚えておくといいのが、次亜塩素酸ナトリウムです。台所で使う塩素系漂白剤の成分です。

次亜塩素酸ナトリウムがウイルスを無毒化するメカニズムは、石鹸やアルコールとは違います。脂肪の膜を溶かすのではなく、ウイルスや細菌などの体を壊して無毒化します。次亜塩素酸ナトリウムは、ほかの物質を化学的に変化させる強い作用（酸化作用）をもっているのです。

このおかげで、次亜塩素酸ナトリウムはアルコール消毒では効果がないノロウイルスもやっつけることができます。食中毒の季節に台所回りで使うと、ほかの感染症も防いで一石二鳥になりますね。

新型コロナウイルスの消毒に有効な濃度は0・05％とされています。

数値で言われてもピンときませんが、たとえば「キッチンハイター」を販売している花王の公式サイトには、新型コロナウイルスの消毒のためにキッチンハイターをどの濃度で薄めればいいのかの目安が書かれています。生産時の濃度は6％で、購入したてのキッチンハイターの場合は、水3リットルに対してキャップ約1杯（25ミリリットル）です。購入から時間が経つと、次亜塩素酸ナトリウムの濃度は薄くなっていくため、購入から1年以上3年以内の場合は、水1リットルにつきキャップ約1杯としています。

これに従うと、購入したての場合は、一度に3リットルの消毒液ができてしまうわけですが、家じゅう拭き掃除をしても、なかなかそんなに使いませんよね……。しかも薄めた状態で置いておくと、効果が薄れてくるので、使うたびに薄めることが推奨されています。

もうちょっと少ない液を作りたい場合は、600ミリリットル（計量カップ3杯）の水に小さじ1杯（5ミリリットル）のキッチンハイターを入れるといいでしょう。

ところで、普段、台所で使っている方なら知っていると思いますが、次亜塩素酸ナトリウム水溶液を消毒液として使うためには、次のことに気をつけてください。

- 必ず薄めてから使う。
- 目に入れないように注意する。失明の恐れがあります。
- 皮膚に直接つかないように注意する。皮膚を傷めます。ゴム手袋などを使います。
- 使用の際は十分な換気をし、酸性タイプの製品や酸性の液体（酢など）と一緒に使わない。
- 漂白作用があるので注意。たとえば柄物の布マスクなどに使うと色落ちしてしまいます。

これらの注意点からわかるように、手指の消毒に使ってはいけません。飲んだらダメですし、目に入ったら危ないので、人に向かって噴霧《ふんむ》したらテロ行為です。注意点が多くある消毒液ですが、正しく使えば物の消毒にとても有効です。赤ちゃんの哺乳瓶の消毒用薬剤にも使われていますし、水道水やプールの殺菌にも使用されています。

漂白作用があるので、大切な家具やファブリック、自分の持ち物ではないものに使うときは、慎重に行ってください。

さて、次亜塩素酸ナトリウムとよく似た名前の「次亜塩素酸水」というものがありますが、こちらは酸性の溶液で、様々な製法がありますが、アルカリ性の次亜塩素酸ナトリウム水溶液とは別物です。次亜塩素酸ナトリウムを薄めただけでは、次亜塩素酸水にはなりません。

次亜塩素酸水も相手を変化させる力が強く、細菌やカビ、ノロウイルスなどへの消毒効果が認められています。

新型コロナウイルスの流行初期の頃には、次亜塩素酸水が消毒液として有効かどうかを調べた実験がなかったため、混乱が起きていましたが、経済産業省の要請を受けた独立行政法人製品評価技術基盤機構（ＮＩＴＥ）が、２０２０年6月26日に物の消毒に有効であるという検証結果を発表しました。

ただ、そこで発表された効果のある使い方は、かなり難易度が高いのです。消毒したい物の汚れをあらかじめ落とし、一定以上の濃度の次亜塩素酸水を十分な量を使って、表面をヒタヒタに濡らすのです。ヒタヒタに濡らしても大丈夫な物というと、なんでしょうか。

使える状況は限られてしまいそうです。

物の消毒には有効であることがわかりましたが、人体や空間の消毒には効果はあるのでしょうか。

次亜塩素酸水は次亜塩素酸ナトリウムと違って、一部の製品では手指の消毒もOKとされました。ただ、手指の消毒をするためには、たっぷりの量でヒタヒタに表面を濡らすか、15秒間くらいかけ流しで手指を洗う必要がありそうですが、それなら石鹼で手を洗って水道水で流した方が簡単です。

人のいる空間に噴霧することについては、人体に害はないという研究者もいますが、NITEは人が吸入しないように注意を促しています。

もし空間噴霧がウイルス退治にものすごく有効なのだとしたら、リスクがあっても噴霧した方がいいかもしれませんが、あまりそういう状況は考えられません。

新型コロナウイルスが空中に浮遊しているシチュエーションが考えられるのは、感染している人がしょっちゅう唾を飛ばしている状況です。

その唾をうまいこと空中でキャッチして無効化するには、どれだけの濃度の次亜塩素酸水が必要なのでしょうか。感染している人の顔に向かって噴射しても、それが達成できるのかどうか不明です。人が吸入しないようにそんなことをするのは、ほぼ不可能です。人がいなくなってから消毒するという手もありますが、その場合は、換気をすれば細かい飛沫は散らばっていきますし、多くの飛沫は重力に従って床などに落ちていきますので、床やテーブルや壁を消毒した方が、効率がよさそうです。

メーカーの方でも様々な工夫を凝らして改善された製品がこれから出てくると思いますし、新たな研究結果も発表されると思いますが、新製品が出ても、わたしたちの身近にあって簡単に使える石鹼や洗剤、次亜塩素酸ナトリウムやアルコールと比べて、どういうメリットとデメリットがあるのかを考えて、総合的に判断してください。

■厚生労働省・経済産業省・消費者庁特設ページ　新型コロナウイルスの消毒・除菌方法について

https://www.mhlw.go.jp/stf/seisakunitsuite/bunya/syoudoku_00001.html

■花王　お問い合わせページ　花王の塩素系漂白剤で、次亜塩素酸ナトリウム0・05％、0・1％の液は作れるの？

https://www.kao.com/jp/soudan/topics/topics_107.html

令和のマスク騒動　布マスクでも大丈夫なのか

２０２０年3月から6月のコロナウイルス流行時期に、わたしたちをもっとも振り回したのは、マスクだったかもしれません。

これまで、ドラッグストアや百円ショップなどで当たり前のように安価で買うことができていた使い捨てマスクが品薄になり、店頭から消えてしまいました。

わずかに入荷されるマスクを手に入れるために、ドラッグストアには朝から行列ができました。「マスクはない」と何度言っても納得しないお客さんが店員を困らせ、中には怒号を浴びせる人や、客同士のケンカまで発生しました。

買い占めや高額で転売する人たちも現れ、社会が混乱したことから、国は3月15日に国民生活安定緊急措置法の政令を改正し、衛生マスクの高額転売を禁止しました。

国民生活安定緊急措置法という名前を初めて聞いた人もいると思いますが、実はわたしも初耳でした。１９７３年に第一次オイルショックによってトイレットペーパー買い占めなどの混乱が起きたときに制定されたそうです。

オイルショックについては、社会科の授業で習ったきり。昔は大変だったんだな……と完全に他人事でしたが、まさか令和の時代にマスクで同じようなことを体験するとは、人生何があるかわかりません。

6月末現在は、マスクも普通に買えるようになってきましたし、布マスクを使っている人も増えてきました。各メーカーがそれぞれに工夫を凝らした布マスクも販売されて話題になっています。

さて、気になるのはマスクの効果です。

した方がいいのか、しなくてもいいのか。

使い捨ての不織布マスクより目が粗い布マスクでは意味がないのかどうか。

洗って何度も使っても大丈夫なのか。

そもそも不織布マスクで感染予防ができるのか。

様々な意見が飛び交い、また時期によっても見解が変わり、結局どうすればいいのか今もまだすっきりとしていない人もいるのではないでしょうか。

マスクについて、した方がいいかと聞かれたら、感染予防の面でいうと、しないよりはした方がいいけれど、感染者と濃厚接触する可能性が低い場所では、しなくてもすごく危険になるわけではない、といった答えになると思います。すっきりしない答えですみません。

ウイルスだと小さすぎて想像しにくいので、たとえば、街中をゾンビがうろうろしているとしましょう。そんな中を手ぶらで歩くよりは木刀を持ち歩いていた方が、出くわしたときに、一発食らわせて逃げることができるかもしれません。かといって、背後から襲われたり、ゾンビが本気を出して攻撃してきたりしたら、木刀ではかないません。また、木刀をたまたま横に置いてご飯を食べているときに襲われるかもしれません。そうなると、木刀を持っていさえすれば安全とは言えません。持たないよりは持った方がマシかなという程度です。

マスクについても同じです。マスクだけで完全にウイルスを防ぐことはできませんが、場合によっては飛沫が粘膜につくのを防いだり、完全には防げなくても飛翔経路を邪魔することでウイルス量を減らしたりすることもできるので、しないよりはした方がいいという答えになります。

感染拡大している地域なら、いつ出くわすかわからないゾンビに備えて常に木刀を持っておくのもよいでしょう。ただ、出くわす可能性が小さい地域の場合は、木刀を常に持つことによるデメリット（筋肉痛になったり、片手がふさがっていることでバランスを崩して転んだりするかもしれません）を考えて、持たないという選択をするのも個人的にはありだと思います。たとえば、人が周りにいない屋外の場所などで運動するときに、マスクをして息苦しくなったり、熱中症のリスクを負ったりするよりは、外した方がメリットが大きいでしょう。

布マスクと使い捨ての不織布マスクを比べると、穴の大きさなどから考えて、防御力は後者の方に軍配が上がります。より慎重に防御するなら、不織布マスクを使った方がよいでしょう。

といっても、布マスクに意味がないわけではありません。竹刀か木刀かの違いでしょうか。たまたま、正面からゾンビが来た場合は、竹刀を振り回したら相手の戦力を弱めることができて、隙を見て逃げられそうです。ただ、数人のゾンビに包囲されて本気で襲われたら、もっているものが竹刀だろうが木刀だろうが関係なく、やられてしまいそうです。これは何の話かというと、換気の悪い密室で感染者が飛沫を飛ばし続けているようなシチュエーションです。こういう状況では、布マスクだろうと不織布マスクだろうと、感染を防ぐことは難しいかもしれません。

体調を崩した人を何人も診察する医療現場では、医療者はウイルスに触れる可能性が高いため、「しないよりはした方がいい」ことが大きな意味を持ちます。家族に感染の疑いがある場合も、マスクはした方がいいでしょう。

感染した人を治療する病棟では、ウイルスも通さない強力なフィルターがついたN95マスクを使います。そのマスク、欲しいと思った人は、ちょっと待ってください。N95マスクは、たとえると、ものすごく重い鉄の棒です。木刀よりはゾンビを撃退できますが、それを持ち歩くとすぐに疲れてしまいます。N95マスクはフィルターが細かい分、かなり息苦しいため、これをつけて日常生活を送ることは不可能です。

小さなお子さんに関しては、日本小児科学会が、マスクをするのは現実的ではないという見解を述べています。小さな子だと、マスクを嫌がって手で顔を触ったり、涙や鼻水でマスクがびしょびしょになったりするので、むしろリスクが高まってしまうかもしれません。小さな子にゾンビ対策の木刀を持たせるよりは、人ごみに連れて行かないことや手洗い、そして親が感染しないことが大切です。

子どもがマスクをしていないことに怒って来る人がいたら、お医者さんから止められていますと答えるといいかもしれません。

現在、公共の場ではマスクをつけることが推奨されていますが、今後、流行が落ち着いたら、マスクをするかしないかの判断が個人にゆだねられるようになると思います。マスクをしない人も増えてくるでしょう。

そのときには、どう考えたらよいでしょうか。

感染予防の面から考えると、程度はともあれ、マスクをした方が、しないよりも感染リスクは低くなりそうです。ただし、マスクの装着で息が苦しくなったり、気分が悪くなったり、耳の裏の皮膚が荒れたりする場合は、マスクをするデメリットの方が大きくなるかもしれません。めったに出会わないゾンビに備えるよりも、日々を健康に送ることの方が大切という判断もできるでしょう。

どちらにせよ、マスクだけでは完全な予防はできません。ゾンビに出会ったときの戦いに備えるよりは、ゾンビに出会っても逃げ道を確保しておくこと、すなわち、3密になるシチュエーションを避けるのが効果的です。自分の住んでいる街で感染者に出くわす確率にも思いを馳せ、つけるマスクを選んでみてください。

ウイルスは究極のミニマリスト

ウイルスが目に見えないくらい小さいということはみんな知っていると思いますが、いったい、どのくらい小さいのでしょうか。

数値でいうと、ウイルスの大きさは、数十〜数百ナノメートルくらいです。1ナノメートルとは100万分の1ミリメートルです。

そういわれても、ぴんときませんよね。

人間の体を構成している細胞の多くは10〜20マイクロメートルくらいです。1マイクロメートルは1000分の1ミリメートルなので、0・01〜0・02ミリメートルです。

仮に100ナノメートルのウイルスと、10マイクロメートルの細胞、そして160センチメートルの人間の大きさを比べてみましょう。

ウイルスを、1万倍拡大したら、1ミリメートルになります。ようやく何とか目に見える大きさになりますね。

では、細胞も同じく1万倍してみましょう。そうすると、100ミリメートル、すなわち10センチメートルです。

ウイルスは細胞の中にもぐりこんで増殖しますが、10センチメートルの細胞がたくさんいるところに1ミリメートルのウイルスがうろうろしているなんて、捕まえるのもやっつけるのも大変なことがわかります。ちなみに、160センチメートルの人間の身長は1万倍すると1万6000メートル、つまり16キロメートルです。富士山4個分以上ですね。スケール感が全然違うことがわかると思います。

なぜ、ウイルスは、こんなにも小さいのでしょうか。

それは生物の最小単位である細胞をもっていないからです。

植物も動物もみんな細胞で構成されています。人間のように数十兆の細胞で構成されている生物もいれば、たった1つの細胞でできた生物（単細胞生物）もいます。ウイルスと同じく感染症を引き起こす細菌も、1つの細胞でできた生物です。もちろん目に見えないくらい小さいですが、ウイルスと違って極端に小さいわけではなく、人間の細胞の半分〜10分の1くらいの大きさです。

細胞の中には生物の設計図であるDNAが入っています。さらにそのDNAをもとに体を作る材料を生産し、組み立てていく様々な機能をもった器官があります。それを維持するためには外からエネルギーを取り入れて使える形に変える器官も必要です。そのすべてを備えて自らを複製することができる細胞は、ミクロの世界における大規模な工場なのです。

一方、ウイルスがもっているのは設計図（DNAまたはRNA）と、それを包む膜だけです。自分を複製するための大掛かりな工場はありませんし、材料も持っていません。自分で生産しないのでエネルギーを外から取りこんで変換する装置も必要もありません。

それなのに、ウイルスは増殖することができます。なぜ、そんなことができるかというと、設計図以外をすべて、外注しているからです。

ウイルスは、従業員を何百人も抱えながら複雑な機械を動かして生命活動を行っている巨大な工場である細胞に、設計図だけ持って侵入してきます。

そして、工場の設計図に自分の設計図をまぎれこませて、自分の仲間を生産してもらうのです。

これなら、大掛かりな装置も、訓練された人員も、材料もエネルギーも自分でもつ必要がありません。ずるいですよね。

こうして乗っ取られた細胞は、次々とウイルスを生産し続けます。十分に増えたウイルスは、細胞を壊して外に出てきます。出てきたウイルスは近くの細胞に取りつき、また他人の装置を使って増殖を始めるのです。

人の体の中には、侵入者をやっつける免疫細胞たちがいますので、ウイルスに乗っ取られて変な挙動を見せる細胞を見つけたら、その細胞ごと始末します。また、乗っ取られた細胞の方もシグナルを出してパトロール隊に助けを求めます。ただし、ウイルスに感染した細胞の数が多くなると、処理が追いつかなくなります。なにせ、すごいスピードで増えるし、周りに感染し放題なのです。まるで人間社会の縮図ですよね。感染者を見つけて隔離したのに、別の所で感染者が現れてクラスターが発生して……。

こうなると戦いは次の段階に入ります。体の熱を上げて戦いやすい状態にしたり、咳をして物理的にウイルスを外へ出そうとしたり、炎症を起こしたり、侵入者専用の武器である「抗体」を生産したりします。

ウイルスは連鎖反応的にどんどん増えてしまうので、全部を倒すのには時間がかかりますが、健康な人の場合は、このような仕組みでウイルスをすべてやっつけて戦いは終わり、病気からも回復します。

ちなみに、よく勘違いされていますが、風邪薬というのは、ウイルスをやっつける薬ではありません。鼻づまりや咳を止めたり熱を下げたりする薬の多くは、ウイルスに対抗するための体の反応を抑える薬です。

たとえるなら、お城に敵がたくさんやってきて家来たちが一生懸命戦っているのに、「騒がしくて眠れないじゃないか！　戦いをやめろ！」とお殿様が命令をくだすようなものです。薬によって動きを抑えられた家来たちは侵入者にやられ放題……。お殿様は静かに眠れるようになったけど、お城は大変なことに……。かわいそうですよね。

もちろん、薬の効果はずっと続くわけではないので、効果が切れたらまた戦いが始められます。結果的に、飲まなかったときよりも戦いは長引きますが、一時的に症状を抑えたい場合には有効です。また、体が初めての敵に過剰反応して暴れすぎたら、つまり家来たちが錯乱して城を壊し始めたら、薬で抑えないといけません。戦いがひどすぎて、体力がなくなりすぎて栄養補給ができない場合も、薬で一時停戦することもあります。

妊婦さんはみんな薬に対してはむやみに飲まないように気をつけているので大丈夫だと思いますが、もし熱が出たときには、薬で熱を下げればそれで解決というわけではないということは覚えておいてください。

それにしても、憎きウイルス。手ぶらで生きていける究極のミニマリストの生き方はうらやましいような気もしますが、人に迷惑をかけてはいけませんよね……。

自分ひとりで増殖できないウイルスは、はたして生き物と呼んでいいのかどうか、議論がわかれるところです。生き物ではないとしたら、ただの粒子です。でも、わたしたちと同じようにDNA（またはRNA）という設計図を使っていて、体もほぼ同じ材料でできているおかげで、ほかの生物の仕組みを借用して増殖できるわけで、本当に不思議で厄介な存在です。

メリハリをつけて対策をする

ウイルスの特徴を詳しく説明すればするほど、人間がかなわないような気がしてくるかもしれませんが、人類はまだウイルスに滅ぼされていないように、今のところは人類対ウイルスの戦いは、人類が勝利をおさめているわけです。

新型コロナウイルスとの戦いにしても、感染した人の8割が軽症で回復するのは、未知のウイルスが現れたときでも対抗できるように体が進化してきたおかげです。

これからワクチンや治療薬なども開発されていくと思いますが、それだけに頼るのではなく、よく寝てよく食べて適度に運動して、心と体の健康を保ち、もしものときの抵抗力を高めておきましょう。

元気な赤ちゃんの顔を見たいと日々健康状態に気を配っている妊婦さんは、そのこと自体が新型コロナウイルス対策になります。

心配しすぎたり、不安になりすぎたりしないことも重要です。

リスクがゼロになる日はしばらく来ないと思いますので、正しく怖がらなくてはいけません。

ウイルスの大きさを1万倍してサイズ感をつかんだように、毎日報道されている感染者の数も感覚的に理解できるようになるといいかもしれません。

たとえば、東京都の人口は令和2年5月1日の時点で1400万2973人と推計されています。新規感染者が100人と発表された場合、検査で現れない隠れた感染者がその10倍いると見積もったとしても、感染者の数は東京都の全人口の約0.0071%です。しかも、感染者が発生する場所は固まっているため、出会う確率はさらに小さくなるでしょう。また、症状が強く出た人は、外を出歩いたりしていないでしょうから、その人たちの分、確率は小さくなるはずです。

すれ違う人たち全員を感染者とみなして生活していると、神経が参ってしまいますので、まずこの確率を頭の隅にいれてほしいなと思います。

また、感染者と出会ったとしても、ソーシャルディスタンスを保っている場合や、距離は保てなくてもマスクをして無言でいるような、唾が飛ばない状況なら、感染する確率はかなり低くなるでしょう。

出会う確率が低いとはいえ、感染者はどこにいるかわからないので、恐ろしい気持ちは消えません。でも、感染してしまいやすそうな場所を避けることはできます。

どういうところが感染しやすいかは、報道を見ているとだんだんわかってきます。換気が悪く、密になりやすく、唾などが飛びやすく、かつ、マスクを外して行動する場所です。

感染者に出会う確率が高そうで、かつ、密になりそうな場所ではしっかり気をつけて、確率が低そうな場所や、換気も十分で周りにいる人たちがみんなマスクをして黙っているところでは、緊張をゆるめる。

また、流行の状況を見て、自分で判断して行動を変えていくことも重要です。

そんなふうにメリハリをつけて、ストレスを溜めないことが大事です。ウイルスの存在を意識しないいくらいに、予防行動が習慣になってしまうのが理想ですね。

気をつけなくてはいけないのは、妊婦さんだけではありません。

一緒に暮らす家族の間でソーシャルディスタンスを保つことは、かなり難しいと思いますので、家族は運命共同体です。妊婦さん本人はもちろん、妊婦さん以上にパートナーが気をつけることが大事です。

もし、パートナーがリスクが高いとわかっている場所に遊びにいって家の中にウイルスを持ちこんでしまったら、パートナーの信頼はかなり失われてしまうと思います。赤ちゃんが無事に誕生しても、わだかまりが残って引きずってしまいそうです。

わたしの知り合いで、パートナーがキャバクラで朝まで遊んだ後に熱が出てしまったという人がいました。発熱中は家庭内でずっと隔離され、後日、抗体検査（新型コロナウイルスに感染したかどうかを後から知る検査）を実施したら陽性だったため、そのパートナーの家庭内の地位は明らかに悪くなったそうです。気をつけていても感染してしまうことはあります。感染した人を責めるような風潮は誰のためにもなりません。でも防ぐことができる原因で感染し、妊婦さんにうつってしまったら、悔やんでも悔やみきれないでしょう。目に見えないウイルスですが、今の日本の流行状況なら行動に気をつけることで十分に予防が可能です。

ゼロリスクにできない以上、腹を決めて生活していきましょう。かかってしまったら、体が戦ってくれますし、最先端の医療も全力でサポートします。

コラム

新型コロナウイルスのワクチンと治療薬の戦略

ウイルスと同様、人に感染して病気を引き起こす細菌の場合は、抗生物質（抗菌薬）という有効な武器があります。これはもともと、細菌と戦うためにカビが作り出していた物質なのですが、人類が拝借して薬として利用されています。

抗生物質の登場により、結核などの治療が行えるようになりました。ただ、抗生物質はウイルスには効きません。

細菌のような独立した生物に対しては、人間の細胞には無毒で細菌にだけ毒性がある薬を開発すれば、退治できます。でも、ウイルスは細胞の中に入りこんで、細胞の仕組みを乗っ取って増えるため、その戦略がとれません。ウイルスが増える仕組みの多くは、正常な細胞が増える仕組みと同じです。ウイルスの活動を止めようとしたら、健康な細胞の活動まで止めてしまうことになりかねません。

一筋縄ではいかないウイルス感染症の治療薬は、様々な作戦で開発されています。

たとえば、インフルエンザの治療薬として使われている「タミフル」は、細胞の中で増えたウイルスが外に出ていくところを邪魔します。ただし、細胞の外に出ているウイルスには効きません。症状が出て48時間以内に飲まないと意味がないといわれているのは、それ以上経つと、細胞外もウイルスだらけになってしまって、タミフルの効果が小さくなるからです。

この効能から予想できるように、タミフルはウイルスを撲滅できるわけではありません。外に出ていくのを抑えることで結果的に感染する細胞の数を減らすため、戦いは早く終わります。タミフルを効果的なタイミングで飲むと症状が1日ほど早く収まるといわれていますが、費用対効果を考えると、飲む意味があるのか、議論がわかれるところです。

新型コロナウイルスはインフルエンザウイルスとは違う仕組みで細胞の外に出ていくため、タミフルは効きません。しかし、同じくインフルエンザ治療薬として開発された「アビガン」は、インフルエンザウイルスと新型コロナウイルスに共通の仕組みでウイルスの増殖を抑えるため、新型コロナウイルスの治療薬候補として期待されています。

インフルエンザウイルスも新型コロナウイルスもＲＮＡという設計図を使って増えていきますが、アビガンはこの設計図の複製を邪魔します。ただし、まずいことに、ＲＮＡというのは人間の細胞でも働いています。アビガンが人間のＲＮＡの働きまで間違って邪魔をしてしまうと、細胞が正しく働かなくなります。大人になった細胞ではそれほどダメージはありませんが、まだ体を作っている途中の胎児の細胞には影響が出る可能性があります。よって、アビガンは妊婦への投与が禁忌となっています。

2020年5月7日に新型コロナウイルス治療薬として承認された「レムデシビル」もアビガンと同じくRNAの複製を邪魔する薬なので、妊婦さんには投与できません。

このように、ウイルスそのものと戦う薬は、効果が強いと人間にも影響を及ぼし、人間にとって安全にしようとするとウイルスへの効果もイマイチになってしまうというジレンマがあります。

まったく違うアプローチとして、ウイルスを抑えるのではなく、新型コロナウイルスが引き起こす症状を抑えて重症化を防ぐ薬も開発されています。新型コロナウイルス感染症は重症化すると、体の中で戦っている免疫細胞たちが過剰に反応しすぎて自らの肺や臓器を攻撃してしまうといわれています。たとえるなら、敵に怯えるあまり、城を守る家来たちがミサイルや火炎放射器をもってきて暴れまわっている感じでしょうか。そんなことをされたら城が燃えてしまいます。こうなると、ウイルスよりも大変です。

暴れている免疫細胞たちを抑えるというアプローチで治療薬候補として浮上したのが「デキ

サメタゾン」です。これはすでに治療で使われているステロイド剤で、免疫の過剰反応を抑える薬です。

オックスフォード大学は、2020年6月16日に、試験の結果、デキサメタゾンが新型コロナウイルス感染症で重症化した患者の死亡を減少させたと発表しました。デキサメタゾンは比較的安価な薬であるため、これはかなり喜ばしいニュースです。

ほかにも治療薬の開発は進んでいますが、妊婦さんの関心としては治療よりも、コロナにかからないこと、つまりワクチンの開発状況だと思います。

ワクチンに関しても、様々なアプローチで開発されているところです。

妊婦さんには弱めた病原体から作る「生ワクチン」は接種できません。ワクチンの毒性がゼロではないので、万が一、発症してしまったら取り返しのつかないことになるからです。新型コロナワクチンについては、生ワクチンの戦略は取りにくく、不活性化ワクチンか、人工的に合成した安全な物質を入れるDNAワクチンやRNAワクチン、毒性のない安全なウイルスを体内に入れて必要な物質を作ってもらうウイルスベクターワクチンなどが開発されています。恐らく、妊婦さんにも接種できるようになるはずです。

ワクチンは数えきれない人の命を救っているにもかかわらず、わずかな確率で起きる副反応の恐ろしさばかりクローズアップされて、怖いと思っている人も多いかもしれません。

さらに今回、ＤＮＡワクチンやウイルスベクターワクチンなど、聞いたことのない名前のワクチンが登場してきて、不信感がさらにつのっているかもしれません。

しかし、ワクチンを使った予防接種は、体が本来備えている性質を利用した方法です。体は異物が入ってきたら、それに対抗して抗体という武器を作り出します。どんな相手にでもそれで対抗してきた百戦錬磨の達人です。毒性たっぷりのウイルスとも戦っているのですから、毒性のないワクチンを入れても、そう簡単に病気になることはありません。

体の仕組みの一部を無理やり止める数々の薬より安全なはずなのに、やはりどこか引っかかるのは、ワクチンが健康なときに接種するものだからでしょう。本来、感染症にかかるリスクとワクチンを打つリスクを比べないといけないのに、健康な状態とワクチンを打つリスクを比べてしまうからです。

発症してもそれほどリスクがない場合は、予防接種をしないというのもひとつの考え方だと思いますが、子宮頸がんのように年間約1万人がかかり、２０００人以上が死亡している重大な病気でも、日本ではワクチン接種率が1％未満なのはとても残念なことです。

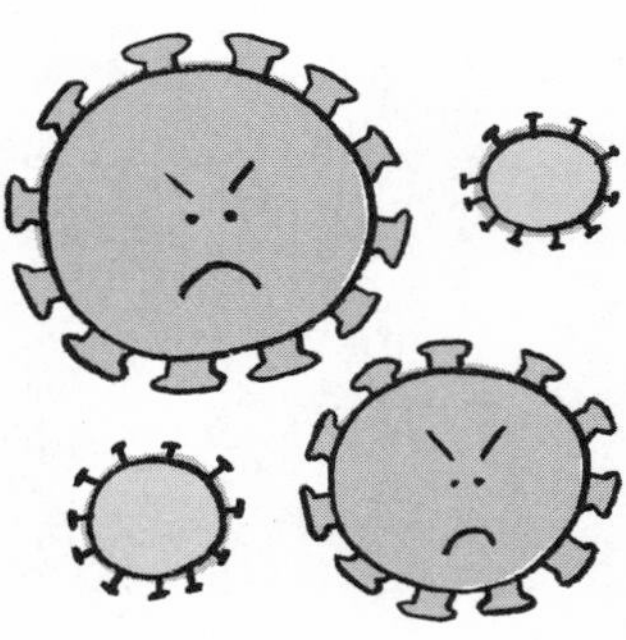

第3章

コロナ禍のマタニティーライフをどう乗り切るか

いまや新型コロナウイルスが存在していることの方が日常になってしまいましたが、思い返してみれば、これを書いている時点からつい4か月前の2月には、ハワイに行っている妊婦さんがいたりしたのです（コロナ禍でなくても、妊娠中の海外旅行はおすすめしませんが……）。

海外旅行をしている知り合いも結構いて、わたし自身ものんびりしていました。それが、2月末に全国一斉臨時休校の要請が出て、そこからばたばたと状況が変わり、息をつく暇もありませんでした。

今、この本を読んでくださっている方も、それぞれに大変な経験をされたと思います。

第3章では、新型コロナウイルスが流行している期間の妊娠・出産について、4、5月の経験をもとに考えられることをお伝えしていきます。これから先、産院も社会もコロナ禍での対応をアップデートさせていくので、まったく同じにはならないと思いますが、どういうことが起こり得るのか知ることで、心の準備をしたり予測を立てたりすることはできると思います。

妊娠前に準備しておきたいコロナ以外の感染症対策

妊娠前に準備しておきたいことは、必要な予防接種をすることです。

いきなりコロナと関係ない話に思えますが、感染症に対して関心が高まっている今だからこそ、言いたいのです。

妊婦さんにとって、新型コロナウイルスよりもリスクが大きい感染症はいくつもあります。しかもその多くは、ワクチン接種によって防ぐことができるのです。

感染症を引き起こす病原体に対して、自分が抗体をもっているかどうかは、「抗体検査」で知ることができます。その検査の結果、抗体がないことがわかったら、妊娠中に感染する可能性がありますから、ワクチンがある場合はワクチンを打ち、ない場合は感染しないように予防的な行動をする必要があります。

なぜこれを妊娠する前の準備事項として挙げたかというと、妊娠中には接種できないワクチンがあるからです。

たとえば麻疹(はしか)は、妊娠初期に感染すると流産や死産を引き起こすことがある感染症ですが、妊娠中にワクチンを打つことはできません。麻疹のワクチンは、原因となるウイルスの毒性を弱めたものを接種する「生ワクチン」だからです。毒性をなくした不活性化ワクチンと違い、毒性を発揮する可能性がゼロではなく、感染したのと同じ症状が出るかもしれないため、もしものことを考えて妊婦さんには接種しないのです。

原因となる麻疹ウイルスは、空気感染もするため、手洗いやマスクだけでは防ぐことが難しい感染症です。現在予防接種の普及と啓発運動によって、日本に定着している麻疹ウイルスはゼロの状態になっていますが、海外から持ちこまれる事例は発生しています。

風疹も生ワクチンなので妊婦さんは接種できませんが、妊娠中にかかってしまうと、生まれてくる赤ちゃんに難聴などの障害が出る可能性があります。

これらの感染症に対する予防接種をしたことがあるかどうかは、母親に聞いたり、自分の小学生のときの記憶をたどったり、自分の母子手帳を見たりすればわかるかもしれませんが、一度のワクチン接種では抗体ができない場合もあります。確信を得たい人は抗体検査を行い、自分の体が抗体をもっているかどうかを調べることをおすすめします。

抗体があることがわかれば安心できますし、妊娠前ならワクチンを打つことで、体内に抗体をつくることができます。もし、すでに妊娠してしまってワクチンを打てない場合でも、同居するパートナーや子どもが接種すれば感染経路を減らすことができます。特に風疹は、予防接種をしていない男性が多いです。また、海外出張が多いパートナーなら、日本ではほとんど発症例が見られない麻疹ウイルスに出会うこともあるかもしれません。

ワクチンがない感染症の抗体をまだもっていないことがわかった場合は、その感染症に気をつけながら暮らすことができます。

新型コロナウイルスを恐れるのなら、ほかの感染症に関しても正しく警戒して、防げるものは防いでおきましょう。敵は少ない方が戦いやすいはずです。

インフルエンザワクチンについては、不活性化ワクチンなので、妊娠してからでも接種することができます。ワクチンを打てば必ずかからないというわけではありませんが、感染したり重症化したりする確率が低くなることがわかっています。

インフルエンザの初期症状は新型コロナウイルスの感染の症状と区別がつきにくく、かかってしまうとこれまでよりも診察の手続きなどが複雑になり、大変な思いをするかもしれません。また、妊婦さんの高熱は赤ちゃんの神経の発達を阻害する可能性があるため、新型コロナと同じくやはり注意すべき感染症です。これも、家族みんなで接種すると予防効果は高まるでしょう。

麻疹と風疹以外にも、妊娠前に抗体があるかないかを調べておくと安心できる感染症について、次に挙げておきます。ほとんどのウイルスは子どものときに自然に感染して抗体を持っているのですが、たまに抗体をもっていない妊婦さんもいらっしゃいます。小さな子どもがいる場合は、感染源になりやすいので、2人目以降の妊娠の場合は、気をつけた方がよいでしょう。

ワクチン接種できるもの

●水痘（水疱瘡）

妊娠中に感染すると、胎児の形成不全が起こるリスクがあります。

●ムンプス（おたふく風邪）

妊娠初期に感染すると流産の確率が高まります。

ワクチンがないもの

●トキソプラズマ症

妊娠中に初めて感染した場合、流産や死産のほか、胎児の脳や目などに障害が出る場合があります。原虫と呼ばれる目に見えない小さな寄生虫が原因の感染症です。原虫は土の中にいるため、土いじりをしたあとは十分に手を洗います。加熱が不十分な肉や、感染した猫の糞にも原虫がいることがあります。

・**サイトメガロウイルス**

妊娠中に初めて感染した場合は、胎児に難聴や脳の障害が起きることがあります。どこにでもいるありふれたウイルスで、唾液や尿、性交渉によって感染します。抗体がなかった場合は、感染源となりやすい子どものおむつ交換、よだれや鼻水の処理をしたあとはよく手を洗う、食器を共有しない、口移しをしないなどの注意が必要です。

・**伝染性紅斑**（リンゴ病）

感染した場合、胎児の貧血を引き起こします。最悪の場合はお腹の中で死亡することもあります。保育園や幼稚園で集団発生することがあり、子どもが感染源になります。名前の通り頬がリンゴのように赤くなりますが、この状態になる前の軽い風邪のような症状のときからウイルスは人にうつります。抗体がない妊婦さんは、幼稚園や保育園で流行っているという情報があるときは、気をつけてください。新型コロナウイルスと同じく、接触感染と飛沫感染でうつると考えられていますので、手洗いとマスクで予防しましょう。

コロナが流行しても妊婦健診は控えないで

妊婦健診は不要不急ではなく、必要なものです。しかし、出歩くと感染してしまうのではないかという不安から、受診を躊躇してしまう方も多いと思います。

もちろん、流行の度合いにもよりますが、極力スケジュール通りに受けることをおすすめします。

自己判断で受診をやめたり、かかりつけ医に相談なく受診の間隔を空けたりしてしまうと、重大な病気を未然に防ぐことができなくなるかもしれません。

かつては妊娠中毒症と呼ばれていた「妊娠高血圧症候群」は、悪化すると母子ともにリスクがある病気です。妊婦さん約20人に1人の割合で起こります。もともと高血圧の病気を持っている人、家族に高血圧の人がいる、高齢出産、初めてのお産の場合になりやすいと言われています。胎児の発育にも影響を及ぼすため、自覚症状が出る前に発見してコントロールしていくことが重要です。

また、「妊娠糖尿病」も妊娠がきっかけで起こることのある病気です。悪化すると、お腹の赤ちゃんの体の形成に影響を及ぼすだけでなく、妊婦さん自身も妊娠高血圧症候群を併発したりなど、様々な合併症が発症する可能性があります。

高血圧や糖尿病は、どちらかというと年齢が高い人が発症する病気というイメージがあって、若い妊婦さんの中には自分には関係ないと思っている人もいるかもしれません。でも、これらは、妊娠に伴う体の変化によって発症するため、妊娠前に健康診断などで引っかかったことがない人でも発症する場合があります。

実はわたしも妊娠糖尿病になりました。暴飲暴食をしていたわけでもなく、体重増加も少なすぎたくらいですが、なる人はなってしまうのです。

これらは、何か薬を飲めばパッと治るというものではありません。健診によって早めに発見し、安静にしたり食生活を工夫したりしながら悪化しないように気をつけ、定期的に医師が診察して症状をコントロールしていきます。

自覚症状がない分、自分では気をつけようがないため、やはりスケジュール通り妊婦健診には来てもらいたいなと思います。

もちろん、新型コロナウイルスの流行状況によっては、来院が難しい場合もあると思いますし、体の状態や赤ちゃんの成長の様子によっては、健診の間隔を延ばすことも可能です。そういうときは、自分で判断するのではなく、一度、かかりつけ医と相談してみてください。

新型コロナウイルス感染症の流行が拡大する中、厚生労働省は臨時的な措置として、2020年4月13日からオンライン診療ができる範囲を広げました。具体的には、今まで対象外だった初診もオンラインで診療可能になったのです。

とはいえ、産科に関しては、子宮口の診察など、実際に見てみないと言えないことが多く、特別なシステムがない限り、オンラインで代替できることはあまりありません。

北海道大学病院は、オンラインで使用可能なモバイル型の胎児モニター「分娩監視装置・iCTG」を使って在宅で妊婦健診ができる試みを開始しました。妊婦さんが専用の機械をお腹につけて、赤ちゃんの心拍数とお腹の張りを計測し、遠隔で医師が診察するシステムです。

コロナの流行が収まっていれば、クリニックに来てもら

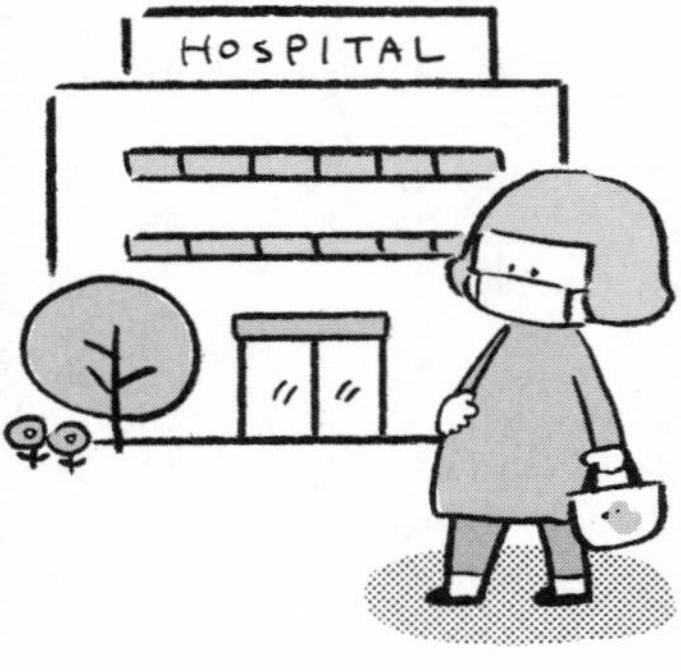

って直接診察した方が総合的に健康状態を判断することができるので、それに越したことはありません。

でも、このような遠隔で赤ちゃんの健康状態をモニタリングできる技術が進めば、産科医が遠方にしかいない地域の妊婦さんの長距離移動の負担を軽減することができます。

ウイルスが流行しても安心して受診できるよう、様々な技術や工夫が行われています。なかなかすぐに普及しないかもしれませんが、この本を書いている間にも、新しい技術や工夫は生み出されているかもしれません。

母子の安全と健康第一で、かつ、妊婦さんに負担の少ない方法がどんどん増えていってほしいなと思います。

出生前検査をするなら時期を逃さないように

出生前検査を行うと、お腹の中の赤ちゃんの健康について詳しく調べることができます。妊婦健診で行うエコー検査も出生前検査のひとつですが、もっと詳しく検査したい場合は、任意でさらなる検査を受けることもできます。

ただし、施設によって受けられる検査の種類や数は違います。まずは、かかりつけ医に相談し、通っている病院で受けられない検査の場合は、ほかの施設を紹介してもらうか、自分で「胎児スクリーニング」や「胎児ドック」などを実施している施設を探して受診します。

この出生前検査は、調べる項目によって、妊娠何か月のときに受けるかが決まっています。その時期を逃すと、正しく検査ができません。

ウイルスの感染を防ぐために受診控えをしていると、情報が入らず、検査を受けたかったのに時期を逃してしまうということも起きるかもしれません。あらかじめ、どのような検査があり、何を受けるのかを考えておくとよいでしょう。

出生前検査には、確定診断と、異常がある確率を求めるスクリーニング検査があります。

スクリーニングとは、ふるい分けという意味で使われる表現で、医学分野では特定の病気にかかっている疑いのある人を検査などで見つけ出すことを指しています。精密検査をする前に、確率が高そうな人を見つけ出して効率的に検査をするのです。

スクリーニング検査は、母体を傷つけずに手軽にできる反面、陽性と出ても異常がない場合も多く、確定診断をするまでは本当の結果はわかりません。

ただし、陰性と出た場合は、ほぼ心配する必要はありませんので、確定診断を行うことを避けることができます。

確定診断である羊水検査や絨毛《じゅうもう》検査は、母体と胎盤を傷つけるために、約0・3〜0・5%というまれな確率ですが、流産や早産のリスクがあります。

陰性ならリスクのある確定診断を避けるという目的で受けるのなら、スクリーニング検査は意味があります。しかしながら、確率というのはなかなか直感的に理解しがたく、結果の数値が基準値以下でもゼロではなかったら不安になって、やっぱり確定診断を……と思ってしまう人もいます。そもそも、20歳の妊婦さんでも、染色体異常の赤ちゃんが生まれる確率は、ゼロではありません。また、羊水・絨毛検査でわかるのは赤ちゃんの染色体異常の有無だけで、ほかの異常を見つけることはできません。

検査はそれぞれ費用もかかります。検査の意味を理解し、何のために受けるのか、その結果をどう受け止めるかを、パートナーとともによく話しあってから臨みましょう。

妊娠の時期別に出生前検査を紹介しておきます。

妊娠10週前後 NIPT（無侵襲的出生前遺伝学的検査）

妊娠10週前後の時期に、母体の血液中にわずかに含まれる胎児のDNAを検査して、ダウン症と18トリソミー、13トリソミーの赤ちゃんである確率を高精度で調べるスクリーニング検査です。新型出生前診断とも呼ばれます。

妊娠9週〜11週　絨毛検査

お腹か膣から針を刺して、胎盤の組織を採取します。染色体異常については、かなり確実に診断できますが、流産のリスクや、出血・破水・子宮内感染を起こす可能性がわずかながらあります。

妊娠11週〜13週　初期の胎児超音波スクリーニング

通常の妊婦健診には含まれていない、詳細な超音波検査です。この時期の赤ちゃんの首の後ろなどいくつかのポイントを超音波で見ることで、染色体異常による形態の特徴がないかどうかを調べます。11週〜13週の時期にだけわかる検査で、それより早くても遅くても、正確な診断はできません。

妊娠15週～18週　母体血清マーカー検査

母体の血液中のタンパク質を測定し、胎児がダウン症、18トリソミー、神経管閉鎖不全症である確率を数字で出すスクリーニング検査です。

この検査は妊婦さんの年齢が確率の計算に反映されるため、35歳以上だと高い数値が出て陽性になりやすい傾向があることも、あらかじめ知っておきましょう。

また、羊水検査まで受ける場合は、16週ごろまでに受けておく方がよいでしょう。

妊娠15週～17週　羊水検査

羊水検査は、15週～17週に、腹部に注射器を刺して羊水を採取し、羊水の中の赤ちゃんの細胞を調べます。確実に染色体異常を診断できますが、わずかに流産のリスクが伴います。

里帰り出産のメリットとデメリット

東京や大阪での感染者が増加する中、いち早く感染防止の観点から里帰り出産を受け入れないと決めた産院もありましたが、緊急事態宣言が発令されて、都府県の境界をまたいだ移動の自粛が要請されると、その数は増え、里帰り出産を予定していた妊婦さんたちが急遽予定を変更して住んでいる場所で病院を探すことになりました。

また、受け入れOKでも、2週間自宅待機してからでないと受診できないと決めた病院もありました。

このような状況に対応するために、東京産婦人科医会は、急遽、里帰り出産を断念した妊婦さんの分娩受け入れが可能な病院のリストを公開しました。

それでも妊婦さんたちにとっては、予定が狂って心身ともに大きな負担になったに違いありません。

緊急事態宣言が解除されたあとも、日本産婦人科感染症学会では、長距離の移動自体がリスクであるため、感染終息まではなるべく里帰り出産を自粛することをすすめています。

これから里帰り出産を考えている妊婦さんにとっては、気がかりなことのひとつになっているでしょう。今は落ち着いていても、いつまた感染者が増加して、移動の自粛要請や感染地域からの受け入れができないという状況になるか、わからないからです。

妊婦さんや赤ちゃんの体のことだけを考えれば、里帰り出産にあまりメリットはありません。かかりつけ医が変わるので、それまでの詳しい経過がわからなくなりますし、ウイルスの流行が起きていなくても臨月の妊婦さんの長距離移動は負担が大きくなります。ただ、実家に帰れば、親に車の送り迎えをしてもらえたり、産後の世話も頼れたりするので生活面で助かるでしょう。

今回のことを受けて、産婦人科の方の受け入れ態勢はもう少しスムーズになっていくとは思いますが、もし妊婦が感染してしまった場合は、受け入れ可能な施設での対応になることは確実です。また、ある地域で流行が拡大してしまったら、感染防止の観点から、その地域の妊婦の里帰り出産は止められるかもしれません。

もし里帰り出産を計画している場合は、受け入れ先とも早めに相談して、流行が拡大したときの対応をあらかじめ聞いておくとよいでしょう。帰省後、2週間の自宅待機が必要になる可能性も考えて、早めに動けるようにしておきたいものです。

また、ウイルスの流行によって移動が制限されるのは妊婦さんだけではありません。東京に住んでいる妊婦さんが無事に里帰りで出産をできる手はずになったとします。でも、その後、東京でウイルスが流行してしまったら、東京で暮らしているパートナーの出産の立ち会いを断られるということもあるでしょう。

里帰り出産を予定していた産院に、東京からの人は受け入れられないかもしれませんと告げられてほかを探したら、沈静化したのでやっぱり受け入れますと言われて、二転三転したという話もあったようです。

このように、里帰り出産をする以上、予定外のトラブルが起こり得ます。ウイルスの流行の状況が読めないからです。予定通りにいかないこともあるという心構えはしておきましょう。

ウイルスに振り回されたくないから、里帰り出産をしないと決めて、早めに準備を進めていくという考え方もあります。その場合は、産後にひとりで子育てや家事を抱えこんでしまわないように、パートナーと相談してフォロー態勢を整えましょう。

ところで、2020年4月17日に、破水して救急搬送された妊婦さんが、岩手県の病院で感染防止を理由に受け入れ拒否されたというニュースが報じられました。コロナ禍の状況では、里帰り出産をしたら妊婦がたらいまわしにされるのではないか、と、不安に思った人も多いのではないでしょうか。

もし、これが里帰り出産なら、破水したら受け入れる産院は決まっているはずです。

より詳しい報道によると、その女性は数日前に岩手県に帰省し、千葉県に戻り出産するはずが、予定より早く破水したそうです。

かかりつけ医がいない場所で破水してしまうというのは、新型コロナウイルスが流行していなくても、大変な状況です。ともあれ、母子ともに無事に出産できたようで、本当によかったと思いますが、出産は予定通りにいかないこともあるため、妊婦さんの移動にはリスクが伴うことは覚えておいてください。

妊婦健診以外の病院受診をどうするか

全国の病院で患者さんの受診控えが続いているようです。

新型コロナウイルスの院内感染がニュースで大々的に取り上げられたことで、病院はリスクが高いというイメージが根付いてしまったのは、とても残念なことだと思っています。

病院を責めたり非難したりするよりは、どの施設よりも感染症に対して常に気をつけている医療機関ですら、自覚のない感染者が現れたら、ほかの人に感染してしまう場合があるという実例として、ウイルス対策の難しさについて議論し、さらなる対策を考えていく方が建設的でしょう。

妊婦さんの中にも、病院に行くのをためらっている人はいると思います。

前述したように、妊婦健診は控えることも延期することもおすすめしませんが、そのほかの受診についても、基本的にはコロナに感染するリスクよりも、受診控えによって健康を害するリスクの方が大きいとわたしは考えています。

ウイルスが恐いから受診しないのではなく、まずお医者さんに相談してみてください。医師の方でも、相談をしてもらえば、受診が必要かどうかをある程度は判断できますし、病院に来てもらう以外の方法も提案できるかもしれません。

オンラインで問診をし、薬を郵送するという対応を行っている病院もあります。

わたしのクリニックでは、検査結果の説明だけの場合や、すでに治療が安定して定期的に薬を処方している患者さんに関しては、電話や郵送での対応も行っています。

でも、数々の患者さんを診させてもらっている医師の立場から言うと、オンラインよりも、できれば実際に会って診察したいものです。画面越しの診察にはまだ慣れていないということもありますが、実際にその人に会って話をし、全体を見た方がいろいろなことがわかります。

たとえば、診察の際に、ドアから入ってくるときの雰囲気や表情で、どういうふうに話を始めようかなと考えたりしています。

また、テレワークでも同じことが言われていますが、オンラインだと雑談がしにくくなります。普段なら、妊婦さんがお着替えをされているときに、上のお子さんの話をしたり、近況などをおしゃべりできたりして、それが診察に役立つこともよくあります。

もちろん、感染症が流行しているときはオンラインも便利ですので、対面のメリットとオンラインの良さを比べつつ、状況によって使い分けてもらうといいでしょう。

受診をせずに、市販薬を自分で買って済ませようという方もいると思います。妊婦さんが使ってはいけない薬というのは意外に多くないので、過剰に神経質になる必要はありませんが、妊娠の時期や妊婦さんの体調によって一概には言えないことがあります。また、発熱や痛みなどは病気や不調のシグナルなので、それさえなくなればいいというわけではなく、やはり原因を調べた方がいいと思います。オンライン診療で薬を出してもらえる場合もありますので、かかりつけ医に相談することをおすすめします。

アレルギーや花粉症の薬は飲んでも差し支えありません。また、湿布薬や塗り薬は飲み薬に比べると体内に吸収できる量が少ないので、大体は使えます。酸化マグネシウムの便秘薬もＯＫです。

風邪薬のほとんどは飲んでも問題ないのですが、今は新型コロナウイルスへの警戒を強める意味で、薬で症状を抑えるのではなく、医師に相談するか、症状を観察する方がいいでしょう。第2章の「ウイルスは究極のミニマリスト」に書いたように、風邪薬は病原体をやっつけるものではありません。敵の正体がわからないうちに症状だけを抑えてしまうと、結果的に長引いたり、正しい治療ができなかったりするかもしれません。

受診した方が、保険が適用されて薬代が安くなるということはみなさんご存知だと思いますが、もうひとつ、受診する大きなメリットがあります。それは、医師がきちんと症状を見て病名を診断をするということです。薬を効果的に使うためには、症状を正しく診断する必要があります。自己診断が間違っていたら、間違った薬を使うことになり、害はなかったとしても、いつまで経っても治らないかもしれません。もちろん医師も完璧ではないですが、たくさんの患者さんを診てきた知識と経験があります。

たとえば、デリケートゾーンのかゆみといえば、カンジダ腟炎が有名で、ネットで調べてもそればかりでてきます。治療薬も薬局で買えますので、それで解決できればわざわざ出かけなくて済みますよね。しかし、わたしの経験では、かゆみを訴えている方を診察してみて、本当にカンジダだったケースは半分もないのです。それなのに本当の原因はそっちのけでカンジダの薬を塗っていたら、かゆみはいつまでもおさまりません。

歯科の受診も我慢しない方がいいと思います。歯周病が早産のリスクと関係するというデータもあります。歯や歯茎の調子が悪いときは、歯医者さんに行くのは控えない方がいいでしょう。歯は自然治癒しませんので、放っておいて何もいいことはないです。もし、受診することに不安があれば、病院のウェブサイトの発信を見たり問い合わせをしたりして、どんな対策を行っているかを知って納得してから行くといいでしょう。

マタニティー旅行　行った方がいい理由はない

緊急事態宣言が解除されたから、旅行に行ってもいいですか？　と妊婦さんに聞かれたら、うーん、と、言葉を濁すしかありません。こんなふうに聞いてくる方は「行っても大丈夫」という答えが欲しいわけですから……。

どれだけ状態が安定していても、いつ何が起こるかわからないのが妊娠です。何かが起こったときにすぐに対応するために、かかりつけ医がいるのです。

旅行先で出血したり、早産しかかったりした場合、かかりつけ医のいない妊婦さんを緊急で受け入れられる病院は限られています。さらに、妊婦さんが感染者の多い地域から来た方だった場合、新型コロナウイルスに感染している可能性も考えられます。コロナ禍では、万が一の場合に、受け入れてくれる病院を探すのは、これまで以上に困難になるでしょう。

また、無事に受け入れ先が見つかって入院した場合、コロナの流行状況によっては、しばらく家に帰れなくなるかもしれません。

残念ながら、今は、妊婦さんが旅行をした方がいい理由はないのです。

せめて、コロナの流行が終息するまではやめておいた方が賢明でしょう。

妊娠中に旅をしたいと願ってしまうのは、産んだらもう自由に旅行できなくなるからですよね。

でも、そんなことはないと個人的には思うのです。

産んでからでも、子どもを預けて夫婦ふたりで外出したり、子連れで旅行を楽しんだりすることだってできるはずです。

というか、ぜひ、そうしましょう。

だから妊娠中は自分とパートナーと赤ちゃんと、そしてできれば、妊婦さんを感染のリスクにさらさないように奮闘している全国の医療者たちに思いを馳せて、安全な選択をしてほしいなと思います。

働き方改革　コロナ禍だから変われること

緊急事態宣言を受けて、多くの人々が働き方を変えました。通勤をやめて自宅勤務をしたり、出張をやめてオンラインで打ち合わせをしたり。会議もオンライン越しに顔を合わせて話し、書類をネット上で共有しながら行う新しいスタイルになりました。

すでに元通りに戻った人たちもいますが、コロナ禍の働き方のいいところを取り入れて、引き続きテレワークやオンライン会議を続ける会社も出てきています。働き方を見直して単身赴任をやめた企業もありました。

今まで必須だと思われたことがそうでもないことがわかり、非常識とされていたことが新しい働き方として認められる。そんなパラダイムシフトが起こっています。

もしかしたら、みんなすぐにまた元通りになってしまうのかもしれませんが、全員が一斉にいつもと違う働き方を経験したことは、今後の社会に何かしらの影響を与えると思います。

ある意味、妊婦さんにとって働きやすい空気になったといえるかもしれません。切迫早産の危険がある人は、出勤するのは不安です。家で仕事をできるのなら続けやすいですよね。

第1章の「コロナ禍で働く妊婦をサポートする法律と制度」で少し説明しましたが、妊婦さんはいくつかの法によって、妊娠・出産をすることで不利益を被らないように保護されています。妊娠・出産をすることも、働くことも、どちらも人として当然の権利です。妊娠することで働けなくなってしまったら、その両方の権利が守られません。

ただ、制度はあっても、それを行使できるかどうかは別の話です。ただでさえ、大変な妊娠中に、上司に嫌な顔をされたり、法について説明したり、会社と決裂して労働局に訴え出たり……なんてことは、想像するだけでげっそりします。

がんばりやの妊婦さんの場合は、会社に迷惑をかけたくないと思うあまり、無理をしてしまうこともあるでしょう。

いろいろな妊婦さんを診てきましたが、中には本当に仕事が優先の方がいて、ハラハラすることがあります。里帰り出産の予定なのに、仕事の引き継ぎがどうしても終わらないため、臨月まで東京にいようとする方もいらっしゃいます。

自分の体や生活や家族を犠牲にして働くのが当たり前だと思ってきた人は、コロナをきっかけに働き方を見直したはずです。それと同じで、妊娠もまた、一度立ち止まって自分の体と人生に向き合う機会です。

妊娠するとほかの人と同じ働き方はできませんが、体に負担をかけないフレキシブルな働き方はコロナ前よりも受け入れられるようになっているのではないでしょうか。

わたしが働き方を見直したきっかけは、2人目を妊娠したことでした。そのときは妊娠中も全然のんびりできず、仕事が終わった後に雑誌の取材や講演会やセミナーなどが入ってきて、夜の10時くらいにようやく晩御飯を食べるような生活でした。しかも、時間がないからラーメン屋で食べたりしていました。今思えば、夜の10時にひとりでラーメンをすすっている妊婦という光景は結構シュールだなと思います。

でもそんな生活をしていたら、当然のことながら、上の子と過ごす時間がほとんどなくなりました。それで、2人目の妊娠を理由にして、これからは、仕事を受けきれずお断りすることもあると思うけどごめんなさいと宣言して、家族の時間を取るようになりました。

妊婦さんだけでなく、妊活している人も同じです。夫婦がお互い忙しくてすれ違いばかりだと子どもができませんし、運よく妊娠できたとしても働き方を見直さない限り、子育ても協力して行えません。

世の中が変わっていくこのタイミングで、これまでの常識をいったん置いて、自分にとってちょうどいいライフバランスを考える機会にしてもいいかもしれません。

親になる準備はオンラインでもできる

新型コロナウイルスの流行の影響で、全国の母親学級・両親学級の中止が相次ぎました。緊急事態宣言が解除されてもまだ再開はされていないところや、再開されても不安で行きたくないという人もいるでしょう。

オンラインに切り替えて対応したところもありました。

赤ちゃんの人形を使ったお世話の疑似体験や、パートナーの妊婦体験など、オンラインではできないこともある一方で、家で受けられるため、リラックスして受講できた人も多かったようです。画面越しにほかの妊婦さんと交流できますし、助産師さんに質問もできます。また、パートナーとスケジュールを合わせやすくなるなど、オンラインならではのメリットもありました。

対面で受けられないことに不安を感じる人もいらっしゃると思いますが、母親学級や両親学級に出席してすべてを受講しないと赤ちゃんの世話ができないわけではありません。わたしが妊婦のときは、一度も出たことがありませんでした。そもそも、初めての出産なのに、もうすべて知っているんだろうと思われて案内すらされなかったような記憶があります。

生まれたらもう一度教えてくれますし、毎日やることになるので自然にうまくなります。大丈夫ですよ。

妊娠・出産についてのわかりやすい動画もネット上にたくさんアップされています。パートナーと一緒に見てみてはいかがでしょうか。

マタニティーヨガも動画などを活用すると自分のペースで行えるのでおすすめです。

動画を活用するメリットはほかにもあります。

それは、コロナに関する情報から離れられることです。

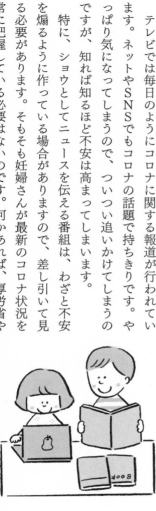

テレビでは毎日のようにコロナに関する報道が行われています。ネットやSNSでもコロナの話題で持ちきりです。やっぱり気になってしまうので、ついつい追いかけてしまうのですが、知れば知るほど不安は高まってしまいます。

特に、ショウとしてニュースを伝える番組は、わざと不安を煽るように作っている場合がありますので、差し引いて見る必要があります。そもそも妊婦さんが最新のコロナ状況を常に把握している必要はないのです。何かあれば、厚労省や

学会が動きますし、かかりつけ医が教えてくれます。コロナから気を逸らす時間は大切です。

わたしも一時期はコロナのニュースばかり追いかけて憂鬱になっていましたが、ネットの動画配信サイトで恋愛ドラマにはまって、ずっと見ていたら心が平穏になりました。

もし不安になったり憂鬱になったりした場合は、まず、テレビやネットから離れて、別のことをやってみるといいと思います。人と話すのもいい気分転換になります。対面で会食をするのはまだ不安という場合は、オンラインを活用してお友達や妊婦仲間や実家の両親とおしゃべりしてみてはどうでしょうか。

予定通りのお産にならないということも想定しておく

自分の出産する時期にウイルスの流行が拡大してしまったら、思い描いていたバースプランが実現できなくなることもあるかもしれません。

たとえば、極端な場合だと、かかりつけの病院で、感染者が出てしまったり、医療スタッフが感染してしばらく働けなくなったりした場合、小さな病院だと一時的に閉めざるを得ない状況になることもあるでしょう。

流行している地域からの里帰り出産をしようと思っていたら地元の産院に拒否されたり、

また希望していたバースプランが、新型コロナウイルスの流行状況が変わって、対応不可になったりということも起こると思います。

転院する場合は、受け入れてもらえる病院を探さなくてはなりません。病院の事情で転院する場合はかかりつけ医が探してくれると思います。自分で探してうまく見つけられたらそれでもいいのですが、なかなか見つからない場合は、妊婦健診を受けている施設に相談してみてください。専門家のネットワークを頼った方が上手くいく場合もあります。

自分で探した場合でも、転院前の病院で紹介状を書いてもらいましょう。たとえ病院が閉まって出入りできなくなったとしても、ファックスや郵送で対応してもらえるはずですが、書いてもらえなかったときのために、普段から母子手帳に必要な情報を書いておくと安心です。また、これまでの健診結果も捨てずに取っておいてください。

もし、病院側の事情ではなく、自分の判断で転院を決める場合も、かかりつけ医に告げて、紹介状を出してもらうことをおすすめします。紹介状というと、医師が一筆「私の患者をよろしく!」と書いたお手紙のような印象を受けますが、そうではありません。

紹介状は正式には「診療情報提供書」といいます。かかりつけ医が、紹介先の先生に患者さんの治療のために必要な情報を伝えるための書類で、スムーズで安全な受診のために必要です。書類がなくても受け入れてくれるところもありますが、余分にお金がかかったり検査をやり直したりなどのデメリットがあります。

これまでの情報がしっかり受け継がれていれば、病院やかかりつけ医が変わっても問題なく診ることができますので、もしものときも動揺せず落ち着いて対応してください。

ただし、あちこち病院を移り歩いていつまでも納得できない「ドクターショッピング」状態になってしまわないよう、気をつけてください。

ウイルスの流行状況によって、産院の対応は変化します。立ち会い出産ができないからほかの産院に転院したのに、そちらでもまたできなくなってしまったということも起こるかもしれません。また、逆に、転院したあとに流行がおさまって、元のところでも立ち会いが解禁になったということもあるかもしれません。感染拡大地域から、そうでない地域の病院に転院する場合は、一定期間の自宅待機を要請されることもあります。何かあったときにすぐに診てもらえる医師や助産師がいない状態が続くのは、妊婦さんや赤ちゃんにリスクがあります。

予定通りにならないのは、どこで産むかということだけではありません。

緊急事態宣言を受け、急遽、無痛分娩を中止した産院もありました。

無痛分娩は麻酔を使って、産婦さんの痛みをやわらげながら行う分娩です。激しい呼吸になってしまう自然分娩よりも、飛沫を飛ばすことなく出産できるので、感染予防ということだけを考えると無痛分娩の方にメリットがあったかもしれません。しかし、あの時期は、滅菌のガウンや消毒液やゴム手袋などが少なくなっていました。中止の理由は病院によって様々だと思いますが、医療資源不足も大きな原因になっていたはずです。

今はどこも第2波に備えて準備をしているはずなので、4月ほど医療資源不足にはならないかもしれませんが、もしかしたら、無痛分娩に限らず、予定していた分娩方法が行えなくなるという可能性も、どうか頭に入れておいてください。

ところで、無痛分娩を希望する人は、まず無痛分娩ができるかどうかということを第一条件に産院を探されているように感じます。当たり前じゃないかと思われるかもしれませんが、お産において一番優先すべきことは「安全」ではないでしょうか。

無痛分娩が危険なお産というわけではありません。わたしも2人目は無痛分娩をしてみたいと思っていました(が、諸事情でかないませんでした)。ただ、無痛分娩は麻酔を使うので、産婦さんや赤ちゃんの血圧や脈拍を頻繁に測って管理していくお産です。技術も人手も必要になります。安全なところで行えば安全ですが、そうではないところではリスクが伴います。

無痛分娩ができることを第一条件に産院を探すと、その時点で安全性の高い病院が除外されたり、安全性の低い産院まで候補になってしまったりするかもしれません。まずは、安全にお産ができるところを探し、その中から無痛分娩ができるところを選ぶことをおすすめします。

安全面から選んだ病院なら、もし、コロナ禍で無痛分娩ができないということになっても、すぐに転院したいという気持ちにはならないのではないでしょうか。

出産方法についてあらかじめ心の準備をしておきたいのは、出産間際にコロナに感染してしまった場合です。自然分娩を希望していたのに、帝王切開になる場合があります。帝王切開の方が自然分娩よりも時間が短く済むため、医療スタッフや生まれてくる赤ちゃんに感染するリスクを小さくすることができるからです。

帝王切開になるのが嫌だからコロナ禍では産みたくないという人がいるとしたら、少し待ってください。新型コロナウイルスが流行していないときでも、産婦さんや赤ちゃんの状態を見て、急遽、自然分娩から帝王切開に切り替えることはよくあることです。

どんな方法で生まれても、お母さんと赤ちゃんのきずなは変わりません。最後は、安全第一でプロの手にお任せするのが一番だと思います。

言うまでもなくお産は人生に何度も経験することのない貴重な体験ですが、その日のことだけを考えるのではなく、そこに至るまでの健康管理が非常に重要です。自分の体と赤ちゃんの状態と、ウイルスの流行状況。それらをかかりつけ医と一緒に複合的に見定めながら進めていくのが、コロナ時代の出産かもしれません。コロナ前に描いていた理想のお産はひとまず横に置いておいて、赤ちゃんや自分にとってもっとも安全なお産はどういうものかを、パートナーとじっくり話してみるといいかもしれません。

出産後に気をつけたいこと

出産後にすぐにあちこち出歩く人はいないと思いますので、ウイルスに感染する心配はあまりないでしょう。可能性があるとしたら、家族がウイルスを持ちこむことです。

赤ちゃんや産後のお母さんが特に感染症にかかりやすいということはありませんが、赤ちゃんを産んだばかりの体はあちこち傷ついています。また、赤ちゃんの世話でゆっくり眠る暇もありません。そんな状態で病気になったら、大変です。

パートナーの方は普段以上に、感染予防をがんばってください。家事なども積極的にやってほしいと思います。

よく男の人に、出産後の妻にはどんな声をかけたらいいですかと聞かれますが、声で済まそうという時点で間違っています。

産後で大変な時期の女性が、パートナーにありがとうと言ってもらえて嬉しかったと発言しているのを雑誌で読んだことがありますが、それだけで嬉しいなんて、それ以上のことは何もしてもらっていないということかなと想像して悲しくなりました。本人が幸せならいいのですが……。

個人的には、パートナーにしてもらって嬉しかったことは家事でした。バラの花を買って帰るとか、ケーキのお土産とか、そんなサプライズをするくらいなら、早く家に帰ってきて子育てと家事を手伝ってほしいですね。

もちろん、産後だけ家事をやるのでは役に立たないからダメですよ。何がどこにあるのかわからなくて、逆に産後のお母さんの負担を増やしてしまいます。出産前から家事の練習をしておいてもらいたいものです。生まれたら何をどう分担するか、事前にふたりで話

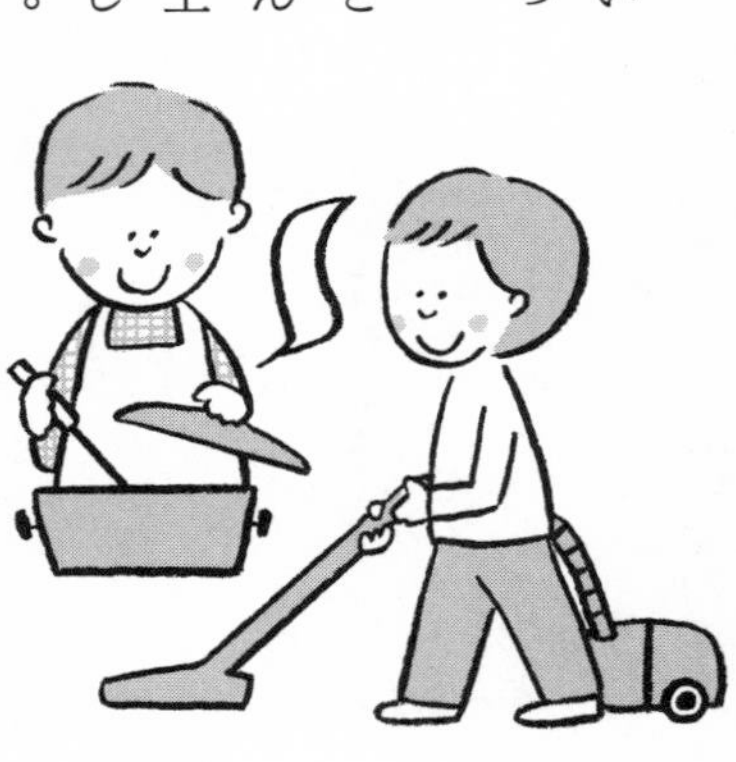

し合ってシミュレーションをしておくのもいいと思います。

赤ちゃんが生まれたことで、両親や親戚、友人たちが会いにきたいと言うかもしれません。単純に人との接触が増えるほど、感染リスクは高くなります。産後の体と相談して気が進まない場合は、訪問を断ってもいいと思います。

保健師さんの訪問もどうしても気が進まなければ、「ばっちり元気で何の問題もありません」と元気よく言えば、訪問なしで済むかもしれません。ただ、これに関しては、必要があって来てくれているので、できれば会った方がいいと思います。

わたし自身は、ふたり目を産んだときは忙しすぎて保健師さんと予定が合わず、「わたし、産婦人科医です。エジンバラ産後うつスコアも問題なしです」と言ったら、じゃあ、まあいいですねという話になって訪問なしになりました。

保健師さんの訪問についても、自治体ごとに様々な感染予防を行っていると思いますので、不安な点は問い合わせてみるといいかもしれません。どういう方法にしろ、リスクをゼロにすることはできませんので、メリットとデメリットを秤にかけて判断してください。

産後うつにならないために

エジンバラ産後うつスコアという言葉も出ましたが、これは、産後うつを見つけるための評価スコアです。

産後うつという名前は聞いたことがあると思いますが、これはマタニティー・ブルーとは少し違います。

マタニティー・ブルーは妊娠中にかかると思っている人も多いのですが、産後数日から約1〜2週間続く一時的なうつ状態です。ホルモンの影響で精神的に不安定になったり、出産や育児の疲れが出たりすることが原因だと言われています。これは比較的軽症な場合が多く、ゆっくり休めば数日で治ることが多いようです。

一方、産後うつは、産後1か月くらいに起こると言われています。多くの人がかかるマタニティー・ブルーと違って、10〜15%くらいの人がかかり、医師の治療が必要な病気です。赤ちゃんが生まれて環境が急激に変わり、慣れない仕事が山積みになり、責任も重大で寝る暇もない。常に過労状態なのが産後のお母さんです。物事を楽しむことができなくなったり、自分を不必要に責めたり、悲しくなったり、不幸な気持ちになって涙が出たり。そんな普段とは違う心の状態になっている場合、今の時期ならコロナ禍のせいだと思ってしまいそうですが、悪化してしまう前に、ぜひ一度医師に相談してみましょう。

出産後も出産前と同じく、必要な受診は控えないようにしましょう。

産後24時間から10日以内に38度以上の熱が出ることがあり、産褥熱《さんじょくねつ》と呼ばれます。入院中に起こる場合が多いのですが、退院後に発熱する場合もあります。コロナに感染したのではないか……と、今の時期は心配になるかもしれませんね。自己判断せず、まずは病院に電話をしてください。

ほかにも母乳育児を開始してから起こる乳房のトラブルが乳腺炎を引き起こし、ときには発熱することもあります。この場合は、乳房が痛いのでわかると思いますが、それでもいきなり病院に行かずに、まずは電話で問い合わせてください。

また、赤ちゃんの定期健診も重要です。特に、予防接種は、できるだけスケジュール通りに実施してください。恐いのは新型コロナウイルスだけではないのです。まだ免疫がついていない赤ちゃんにとって、予防接種は命を守る大切なものです。

小さなきょうだいがいるときに気をつけたいこと

コロナ禍のマタニティーライフということで、いろいろ書いてきましたが、これらは初産の場合でも第二子以降の妊娠の場合でも共通して言えることばかりです。

ただし、第二子以降の妊婦さんは、恐らくまだ小さいであろう上のお子さんを育てながらマタニティーライフを送る大変さがあります。

もし保育園や幼稚園に預けていれば、ウイルスを持って帰るリスクはあります。でも、だからといって、祖父母に預けるとか母子が離れ離れに暮らすのではその子が不憫ですよね。気をつけながら普通に暮らしていくしかないと思います。

健康診断や予防接種も子どもの健康を守るために必要なものですので、なるべくスケジュール通りに行くことをおすすめします。

もちろん、病気になったときの受診も必要に応じて行くべきです。

医療情報総合研究所の調査によると、緊急事態宣言が出された2020年4月の小児科の受診患者数は、前年同月に比べて42%も減ったそうです。この原因として、新型コロナウイルス対策のおかげでほかの感染症にかかる子どもが少なかったことがまず考えられます。さらに、減った中には、医者にかかる必要がなかった症状も含まれているでしょう。

しかし、中には、受診が必要なのにコロナが恐くて控えたという人も含まれていると思います。その影響がどう出てくるのかは今後の状況を見ないとわかりませんが、こんなに減ってしまったのは少し心配です。

日本小児科学会のウェブページでは新型コロナウイルス関連情報の特設ページを設け、小児科の情報を発信しています。

■日本小児科学会　新型コロナウイルス関連情報
http://www.jpeds.or.jp/modules/activity/index.php?content_id=333

2020年7月4日の時点では、たとえば次のような情報が掲載されています。
- 小児におけるCOVID‐19治療薬に対する考え方
- 新型コロナウイルス感染症流行時における小児への予防接種について
- 乳幼児のマスク着用の考え方について
- 小児の新型コロナウイルス感染症に関する医学的知見の現状
- 新型コロナウイルス感染症に関するQ＆A

口コミやメディアなどでいろいろな情報が出回ると思いますが、迷ったときは学会がどういう見解を示しているのかを確かめるとよいでしょう。

大人でも難しい感染予防を小さな子が完璧に行うのは難しくて当然です。できなかったからといって、すぐに感染するわけではありません。

手を洗うことと顔を触らないことができたら、ほめてあげましょう。ゲームのように楽しんでもいいかもしれません。少しずつできるようになっていくと思います。ウイルスについて、わかりやすく話してあげるのもよいですね。自分の妹または弟を守るために、きっと協力してくれるはずです。

ところで、小さな子を連れて歩いているお母さんを見たら、ついつい話しかけたくなるのが人情ですが、どうやらこのコロナ禍でも、小さな子はソーシャルディスタンスの例外とばかりに話しかけてくる人はいるようです。普段ならまだしも、マスクをしていない人に話しかけられたり、頭を触られたりしたら困ってしまいますよね。

いちいち注意をしたら逆恨みされそうです。いっそ、ソーシャルディスタンスと、でかでかと書いたTシャツでもあればいいんですが、どこかが売り出してくれないでしょうか。もしくは、「発熱中」って紙に書いて服に貼っておけば、誰も触らないかもしれません。

なんて冗談はさておき。不安に思う行動があれば、さりげなく避けたり、相手にお願いしてやめてもらったりする方がいいでしょう。怒りを買って唾を飛ばされたら困るので、あくまでやんわり穏便に……。

コロナ禍でパートナーが妊婦さんのためにできること

コロナ禍で通勤の自粛が起こり、自宅勤務に切り替わった人が大勢いました。また都道府県の境をまたいだ移動や、人の多いところにでかけることも自粛となり、家にひきこもる日々が続きました。

そんな中、コロナ禍ベイビーが増えるんじゃないの？　なんて言っている男の人もいましたが、いやいやそれどころじゃないよと突っ込みたくなる女性はわたしだけではないはず。

上の子がいる家庭は保育園や学校が休みだから子育てに必死になりますし、その上、自宅勤務の夫の昼ごはんまで用意しなくてはならない人は、いつもより仕事が増えて子作りどころじゃないですよね。コロナ禍で子どもが増えるなんて言っている人は、普段、よほど家事や子育てに関与していないのだろうなと思いました。

それはさておき、会社勤めをしている人にとっては、平日の家に朝から晩まで夫婦で一緒にいるという状態は、なかなか味わえない経験だったと思います。もちろん家にいても勤務中なので、妻の家事を手伝うことはできなかったかもしれませんが、妻が毎日どんな生活をしているのかを見ることができたのではないでしょうか。

顔を合わせる時間が長すぎて、ストレスが溜まってケンカをしたカップルもいるかもしれません。

子どもが生まれて夫婦のふたりとも育休を取ったとしたら、コロナ禍のステイホームによく似た暮らしになると思います。慣れない子育てで、体と精神が疲労して、それこそ自粛中とは比べものにならないストレスがかかると思います。

コロナ禍でなければ、実家に帰ったり、親に手伝いにきてもらったりできますが、移動がなかなかできない時期はふたりでがんばるしかありません。

育休の間に、子育てという共同プロジェクトを軌道に乗せるために、ぜひいろいろ試行錯誤してみてください。わたしのおすすめは口は出さずに体は動かす。身の回りの世話をしてくれるとありがたいですね。

新型コロナウイルスという、今までになかったリスクが現れた今、一番大切なのは、ふたりが同じ気持ちでいることだと思います。

第1章でも書きましたが、感染リスクと慎重な予防行動をとることによるデメリットを冷静に比較し、よく話し合って防衛ラインを決めることが重要です。

理想のお産をあきらめるのも嫌だし、リスクを引き受けるのも嫌。そんなどっちも選びたくない選択肢を突き付けられて、その中から選ばないといけないのは大変なストレスです。頭ではわかっても心がついていかないという状態になって当然です。

その選択の負担と責任をふたりで分け合えたらいいなと思います。どういう結果になっても、ふたりが話し合って決めたことなら、目を見開いて立ち向かうことができます。

あとは、コロナにかかわらず、妊婦さんやパートナーにお願いしたことですが、喫煙をしている人はこの機に禁煙を真剣に考えてみてはどうでしょうか。

女性の喫煙は妊娠する能力を低下させる原因になります。また、妊娠中の喫煙は、胎盤異常や早産、自然流産などのリスクを高めます。パートナーの喫煙による受動喫煙も胎児の発育に悪影響を及ぼします。

妊婦さんの前では吸っていないという人も、喫煙室は3密になり、かつ、マスクを外して呼吸をするため、感染リスクが心配です。また、万が一感染したときには、喫煙者は重症化しやすいという研究報告もあります。

最後に、妊婦さんのパートナーに言いたいことは「キャバクラや風俗に行くな」です。

ウイルスを持って帰ったら、きっと一生言われ続けますよ。お父さんはあなたがお腹にいるときにキャバクラに行ってウイルスを持って帰って、そのせいで大変だったのよ、と。子どもからも軽蔑されてしまいます。

生まれる前から「お父さん」は始まっています。ぜひ、我が子のために、いいところを見せてがんばってください。

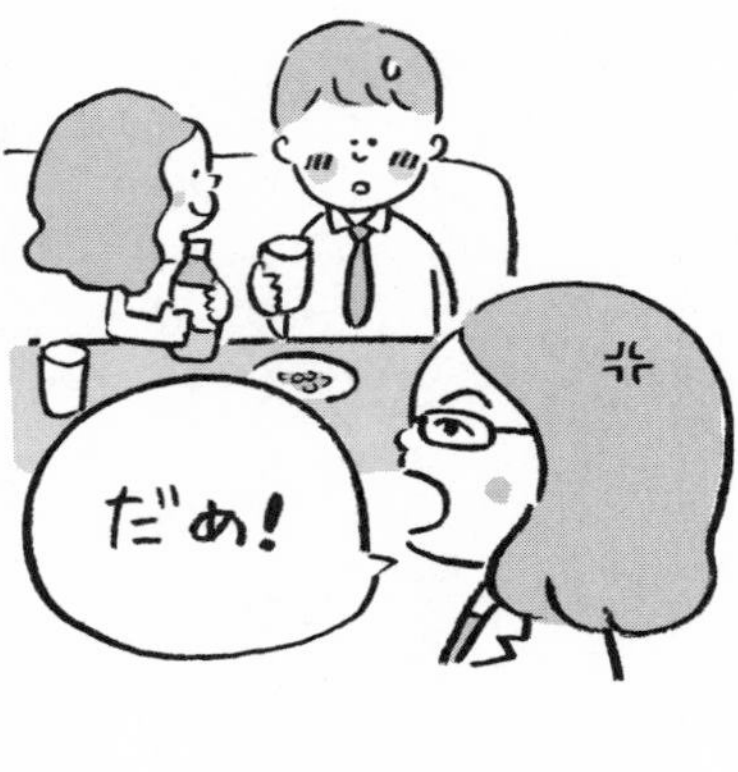

コラム

妊娠出産だけじゃない　婦人科との付き合い方

産婦人科は妊娠・出産だけを診ているわけではありません。生理が始まる思春期から閉経後の体のメンテナンスまで、女性の体に一生寄り添う診療科です。それなのに、妊娠して初めて産婦人科にかかったという人が多いのはもったいないなと思います。

たとえば、生理痛がきつくて部活の試合でパフォーマンスを発揮することができないという十代の女の子にピルを処方することもあります。ピルは避妊のためだけの薬ではありません。生理痛などの症状を緩和するためにも使えるのです。

第2章のコラムで出てきた子宮頸がんは、性交によって感染するHPVウイルスが原因のがんで、ワクチンを打つことで約7割予防できます。このような情報も婦人科にかかる機会がなかったら知らずに過ごしてしまうでしょう。

前からクリニックに来ている方が、これから妊娠を考えていると相談してくれたら、妊娠前の準備について伝えることもできます。たとえば、第3章の「妊娠前に準備しておきたいこと」

で説明した抗体検査を行えば、妊娠前にワクチンを打つことができます。また、妊娠中にとった方がいい栄養素に「葉酸」がありますが、妊娠の2か月前からとる必要があるため、妊娠する前にお伝えしたいのです。

出産が終わったあとも、産婦人科とのつきあいは終わりではありません。

わたしは妊婦さんが卒業されるときは全員に次の妊娠を考えていますかと尋ねます。まだわからないという方もいますし、もうふたり産んでいるので次は考えていませんという方もいます。次を考えていない方には、「ミレーナ」のパンフレットを渡します。

ミレーナというのは子宮の中に入れる小さな装置です。装着は医師が行う必要がありますが、一度入れたら5年間ほど入れっぱなしです。ミレーナが子宮の中で黄体ホルモンを出し、ピルと同様に避妊効果があり月経困難症の症状緩和などに効果があります。

生理を止めるなんて自然に反した不自然なことだと感じられるかもしれませんが、現代女性は昔と比べて初潮が早まり、出産回数も減って、生涯に経験する生理の回数が増えました。毎月生理が来ている今の状態の方が、むしろ不自然といえるかもしれません。

また、婦人科が扱う代表的な症状として更年期障害があります。個人差はありますが、50歳ごろに閉経を迎え、大体45~55歳の期間のどこかに更年期がきます。高齢出産の場合は、案外すぐにきますよね。

産婦人科というのはリプロダクティブヘルスのお手伝いをする仕事だとわたしは考えています。日本語に訳すと「性と生殖に関する健康」です。毎月来る生理も、女性に生まれたからには耐えなくてはいけない苦行というわけではないのです。自分でコントロールすることで、苦痛が緩和し、生活を妨げられることがなくなります。さらに、子宮内膜症やがんの予防にもなるという大きなメリットもあります。

生理も更年期も、女性ホルモンが変動することによって体も心も振り回されてしまう現象ですが、うまくコントロールできるいい方法があるよと声を大にして言いたいです。

あと産婦人科関連でいうと、このコロナ禍に対応して初診からオンライン診療になったことで、初診でも、アフターピルをオンライン診療で処方できるようになりました。アフターピルは性交渉後に飲む避妊薬で、なるべく早く飲んだ方が有効です。わたしのクリニックでは緊急避妊は予約不要で受け付けていましたが、オンライン診療で対応できるようになったことで、さらに素早く対応できるようになりました。

人生の様々な場面でお手伝いできることはありますので、気になることがあれば、ぜひ気軽に受診してくださいね。

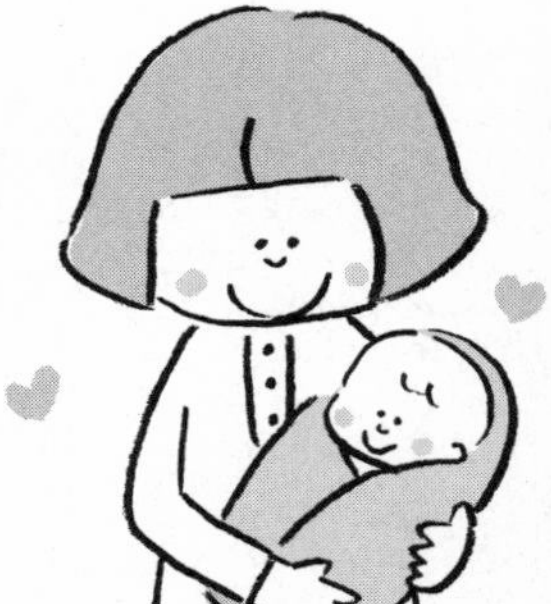

第4章

感染したらどうなるか知っておく

この章では、妊婦さんが新型コロナウイルスに感染した場合、どういう出産になり得るかという話をしていきます。恐ろしい話ではないので、安心してください。コロナにかかったらいろいろ不便なことがあるという感じでしょうか。

感染した場合の話を聞いてしまったら、いろいろ考えてしまってますます心配になってしまうという方は、この章を読まない方がいいかもしれません。パートナーに読んでもらっておくのもいいでしょう。

感染したかどうかの見分け方

新型コロナウイルスのことを毎日考えていたら、ちょっとした変化にも敏感になってしまって、もしかして感染したかもと心配になることもあるかもしれません。

感染したときに現れるのが、次のような症状です。

- 発熱
- 頭痛
- 寒気
- 悪寒

・乾いた咳
・息苦しさ
・体のだるさ
・筋肉痛
・のどの痛み
・味覚または嗅覚の異常

これらのすべてが現れるというわけではなく、症状は人によって様々です。

PCR検査を行う目安として、これまで厚労省は「37・5度以上の発熱が4日以上続くこと」という基準を示していましたが、2020年5月8日に新たな目安を公表し、「息苦しさや強いだるさ、高熱などの強い症状がある場合」や「発熱や咳など比較的軽い風邪の症状が続く場合」に医療機関などに相談するよう、呼びかけました。

妊婦さんの場合は、この基準に従う必要はなく、発熱や咳などの軽い風邪の症状の段階でも早めに相談することが推奨されています。

まずは、かかりつけ医に電話で相談することをおすすめしますが、帰国者・接触者相談センターに直接電話して相談することもできます。

初めて妊娠した方にとっては、体の不調が妊娠のせいなのか、それとも感染症のせいなのかがわからなくて不安になることもあるでしょう。

特に体のだるさは妊娠中にも起こる症状なので、もしかして……と思ってしまうかもしれません。確かに、体のだるさだけでは見分けはつきませんが、コロナの場合は先ほど挙げた症状の2つ以上があれば、感染している可能性が高いと言われています。

発熱や咳などの風邪に似た症状は、妊娠によって起こる体の変化とはかぶっていませんので、疑った方がいいかもしれません。

もちろん、コロナ以外の風邪の可能性の方が高いと思いますが、基本的に妊婦さんが発熱をした場合は、産科医としては深刻に考えます。早産のリスクにもなるので、放置せず、原因を突き止める必要があります。

新型コロナウイルスに感染すると匂いや味がわからなくなるということがメディアでよく報じられていますが、全員に必ずその症状が出るわけではないようです。

結局、コロナに感染しているのか、していないのかは、PCR検査をしてみないと確定できないのが、もどかしいところです。電話越しでの相談だと、かかりつけ医も、とりあえず検査してくださいとしか言えないかもしれません。

わたしのクリニックでは、コロナの流行が始まってからは、発熱した患者さんを診る機会はありませんでした。みんなが感染予防に努めていたので、例年ならかかっている風邪やインフルエンザも一緒に予防できているのかもしれません。

発熱時の対応は病院によって違うと思いますが、直接来る前に、一度連絡をしてほしいというのはどこでも同じだと思います。発熱している人がいきなり来てしまうと、クリニックがパニックになってしまいます。

検査をするためにどこに連絡をすればいいかは、かかりつけ医が教えてくれると思いますが、厚生労働省のページの一覧表も参考にしてみてください。

■**都道府県等における妊婦の方々への新型コロナウイルスに関する相談窓口**
https://www.mhlw.go.jp/stf/newpage_11296.html

コロナに感染して仕事を休んだときは　傷病手当金

働く妊婦さんをサポートする制度の中には、労働条件の改善を求めるものだけでなく、金銭的なサポートを受けられるものもあります。

たとえば妊婦健診の費用の助成、出産したあとは児童手当、出産手当金、育児休業給付金などです。

また、傷病手当金も覚えておくとよい制度です。傷病手当金は業務外の原因による病気やけがで会社を休んで無給になったときに、加入している健康保険などから給付されるお金です。切迫早産などの妊娠中の異常で休業した場合も、対象になります。

この傷病手当金は新型コロナウイルスに感染したときも適用されます。

厚生労働省による「新型コロナウイルス感染症に係る傷病手当金の支給に関するQ&A」によると、実際に発症して治療を受けた場合だけでなく、検査の結果、陽性と判定されたけれども自覚症状がなく自宅療養となった場合も、傷病手当金の支給対象になり得ると書かれています。また、検査は受けていないけれど、発熱などコロナ感染が疑われる症状のために療養した場合も対象になり得ます。

傷病手当金は雇用関係を結んでいる労働者が対象です。市町村によっては、国民健康保険に加入しているフリーランスも傷病手当金を支給されるところもありますが、通常はフリーランスの方は対象外です。

フリーランスは、働き方を自分で決められる分、自力でがんばるしかないのでしょうか。

テレワークへの移行や時間を短縮した働き方などは、仕事を選べば調整可能ですが、収入減となるのは避けられません。産休や育休をとっても、何の補償もありません。なかなか苦しい状況だと思いますが、妊婦健診費の助成、出産育児一時金、児童手当はフリーランスでも受給できるので、申請を忘れないようにしましょう。

また、コロナ禍で収入が減少した中小法人や個人事業主を対象にした「持続化給付金」は2021年1月15日まで申請できるので、まだチェックをしていない人は自分が対象になるかどうかを確認してみることをおすすめします。

PCR検査をするのは何のためか

今まで一般の人にはなじみのなかった「PCR検査」という言葉が、毎日のようにニュースで報道されるようになりました。いまやこの名を知らない人はいないのではないでしょうか。

PCR検査や抗体検査が何を調べるためのもので、誰が何のために受ける必要があるのかということは、まだ完全には正しく伝わっていない印象があります。

出産前の妊婦さん全員にPCR検査を行う産院も増えてきていますので、コロナ時代の妊婦の新常識として、正しく理解しておく方がよいでしょう。

まず、ＰＣＲ検査は、その人が、検体を採取したときに、新型コロナウイルスに感染しているかどうかを知るための検査です。検体というのは検査に使うサンプルのことです。血液や皮膚の一部や体液などがそれにあたりますが、新型コロナウイルスの場合は後述するように、鼻やのどをぬぐった液や唾液が検体となります。

ＰＣＲ検査を行うためには、まず、感染の疑いがある人から、ウイルスがいそうな場所の体液（検体）を採取します。新型コロナウイルスの場合は、鼻の中やのどの奥です。長い滅菌綿棒でぐりぐりして、そこについている液をぬぐい取るのです。

鼻の奥の液が一番適しているため、これまでは、鼻の奥をぐりぐりして調べるための検体を採取していました。患者さんにとっては、かなり痛い方法です。さらに採取する人にとっては、患者さんがくしゃみをしたらウイルスたっぷりの唾液がかかってしまうかもしれない、リスクの高い方法でした。採取する人の技術も問われます。

もっと良い方法がないかと厚生労働省の科学班が研究を行った結果、発症から９日以内なら唾液でも同様に検出可能だということを証明し、２０２０年６月２日、唾液でＰＣＲ検査を行うことが可能であるという通知が厚生労働省によって出されました。

検査に必要な量の唾液を採取するのは結構大変らしいですが、痛みはないですし、採取する人にくしゃみを浴びせて感染を広げることはありません。

これでPCR検査のハードルが少し低くなりました。

感染拡大時にはかなり混乱がありましたが、これからはその反省をふまえて、少しずつ変わっていくと思います。必要な人が検査を受けられるようになるでしょう。

それでは、必要な人とはどんな人でしょうか。

PCR検査を行う一番の目的は、感染拡大を防ぐことです。

医療現場なら、治療する医療者や病院を守ることです。医療の現場は「密」な状態を避けられません。感染していることを知らずに治療すると、医療スタッフが感染します。また、ほかの患者さんにも広げてしまいます。

感染者だとわかっていれば、隔離して防護服で慎重に対応するなど、最大限の感染予防措置を取ることができます。

さらに、接触者を特定したり、これ以上感染を広げないように気をつけたりすることなど、本人の周りに大きなメリットがあります。

ただし、本人にとっては、検査のメリットは小さいかもしれません。というのも、現在のところ、新型コロナにかかっているとわかったところで、特別な治療を行えるわけではなく、隔離されて不便な思いをするだけだからです。もし、専用の特効薬が開発されたら、発見され次第治療ができて、検査で見つけることに意義が出てくると思います。ですが、現在のところ、ＰＣＲ検査で陽性だとわかっても発症を事前におさえこむ手段はなく、症状が出てから治療するしかないのです。

もう一点、本人にとってメリットが小さい理由として、陰性とわかったからといって、完全には安心できないということが挙げられます。

本当はウイルスに感染しているのにそれを検出できずに陰性という結果が出ることを「偽陰性」といいますが、新型コロナウイルスのＰＣＲ検査ではわずかながら偽陰性が出ることが大きな問題となります。

偽陰性が出る理由は、検査自体の精度もありますが、感染してからのウイルスの増え方は人によってばらつきがあるので、サンプルを採取したタイミングによっては、十分なウイルスの量が含まれていない場合があるという根本的な問題もあります。ＰＣＲ検査は精度の高い検査ですが、ウイルスの量が少なすぎた場合は検出できません。

陰性となっても新型コロナウイルスに感染していないという完全な証明にはならないな

んて、せっかく検査したのに、すっきりしなくてもやもやしますよね。

もし、ある地域で、PCR検査を全員にすることによって感染の終息を目指そうと考えたらどうなるか、想像してみましょう。

実際にできるかどうかは無視して、まずはその地域全員から一斉に検体を採取する必要があります。結果が出る前に、陽性の人が陰性の人と接触したら、検体の結果と一致しなくなってしまって意味がなくなるので、検査の結果がわかるまで全員ステイホームです。人と接触してはいけません。

さて、結果が出ました。

陽性と判明した人はただちに隔離です。ひとりずつ隔離できればいいですが、そんな施設はないので全員まとめて一緒にしてしまえ、となった場合、問題はわずかな可能性ですが「偽陽性」が混じっているかもしれないことです。本当は感染していないのに陽性と判定されてしまった人は、ここで陽性の人たちに囲まれて本当に感染させられてしまいます。こうなると誰が偽陽性だったかわからないので、あきらめて受け入れるしかありません。

さて、陰性の人は晴れて自由の身になるでしょうか。

陰性の人の中には「偽陰性」の人が紛れているかもしれません。その人が自分は陰性だから自由の身だと安心してあちこち歩き回れば、たちまち感染は拡大します。

では、どうすればいいのでしょうか。誰が偽陰性かわからない以上、ウイルスの症状が発症して治るまで2週間は全員動かないでいればいいのです。

この時点で多額の費用をかけて全員にＰＣＲ検査をした意義に疑問が生じます。なぜなら、検査をせずに、全員ステイホームで2週間待つのとほとんど変わらないからです。

ＰＣＲ検査を大量に行う難しさは、偽陰性が出ることと、検体を採取したそのときの状態しかわからないということにあると思います。

人と接触すれば感染するリスクはあります。検体を採取した後に人と接触をしたら、たとえ検査の結果が陰性だったとしても、それはもう過去の話。今は陰性なのか陽性なのかわからないのです。

ただし、ＰＣＲ検査は陽性の人を見つけるために使えば、かなり役に立ちます。

感染者の濃厚接触者の中から陽性の人を見つけ出して隔離すれば、次なる感染を防ぐことができます。クラスターを突き止めて、状況を分析することもできます。

今後、体温計のように気軽にその場で感染しているかどうかがわかって、かつ、偽陰性を出さないというハイスペックで安価な検査方法が開発されれば、ひとときだけ安全な場所を作ることはできるかもしれません。

抗体検査・抗原検査とPCR検査の違い

抗体検査と抗原検査。一瞬同じものかと見間違えてしまいそうですが、これらは違う目的で使われます。

抗体検査は過去に特定の感染症にかかって抗体ができたかどうかを調べることができます。

一方、抗原検査は、現在、自分がその感染症にかかっている最中かどうかを調べることが目的です。PCR検査と目的は同じですが、違いについてはあとで解説します。

抗体とは、体に病原体が入ってきたときに、体がその病原体専用に作り出した武器であるとすでに説明しました。

抗体検査は、ある病原体に対して、その専用の武器が体の中にあるのかないのか、または、あるとしたらどのくらいあるのかを調べる方法です。

感染症の多くは、一度感染して抗体が作られると、二度目は感染しないという性質をもっています。

もし、新型コロナウイルスがこれに当てはまるのなら、抗体検査をして陽性だったと人はもう感染することがないという保証をもらったようなものです。

ですが、どうも新型コロナウイルスはそういうわけでもなさそうなのです。

感染すると抗体が作られることは確かで、そういう意味では過去に感染したかどうかの指標にはなります。しかし、その作られた抗体に感染を防ぐ効果があるのかということや、抗体の効力がいつまで続くのかということはまだ謎に包まれています。

現在、複数の会社から気軽に抗体検査ができるキットが発売されていますが、その中には精度が劣るものも混ざっています。また、正確に測れたとしても、わかることは、現在の状況ではなく、過去に新型コロナに感染したことがあるかどうかということだけです。

抗体検査を、現在感染しているかどうかを調べるために用いようとするのは間違いです。病原体に感染してから抗体ができるまでにはタイムラグが発生します。それでも発症して数日経って治りかけくらいの時期には抗体を検出できるかもしれません。しかし、今度は、過去にかかって陽性になった人と、現在かかっている最中の人とを区別する方法がありません。抗体検査で感染している最中の人を見つけようとするのは、あまり良い手段ではないでしょう。

抗体検査の陰性の証明がないと仕事ができないという話も聞きますが、過去にコロナにかかってしまったら、抗体が存在している限り、仕事ができないということになってしまいます。そんなのはあまりにも非合理的です。

どんな検査にしろ、何のために行うのか、その検査で本当にその目的がかなえられるのかを、しっかり確認してください。お金も時間もかかることですしね。

でも、会社やかかりつけの産院にやれといわれたら、やるしかないかもしれません。検査をすること自体に害はないので、科学リテラシーの敗北を噛みしめながら受けてください。

PCR検査や抗体検査をして陰性ということを証明しないと、診ることはできないというクリニックもあるようです。

PCR検査については、すでに述べたように一度陰性を確認しても、その人が人と接触したら、陰性か陽性かもうわからなくなります。

これから入院する患者さんや分娩間近の妊婦さんなら、検査後に感染リスクのある行動はあまりとらないと思いますので、PCR検査の結果は病院を出るまでは有効かもしれません。

ただ、これからかかりつけになる人にPCR検査や抗体検査を行って陽性を排除することには、全く意味はないでしょう。クリニック以外の行動を制限することも、クリニックに来るたびに検査をするわけにもいかないからです。受診する患者さん全員にＰＣＲ検査をしているからこのクリニックは安全だ、と完全に安心してしまうわけにもいかないのです。

では、抗体検査とよく似た名前の「抗原検査」はどういう検査でしょうか。

抗体は病原体が入ってきたときにわたしたちの体が作りだす武器ですが、それに対して抗原は抗体の標的、つまり病原体のことです。つまり、新型コロナウイルスの抗原検査というのは、ウイルス自体を検出する検査のことです。

抗原検査では、現在ウイルスが体内にいるかどうかを調べることができます。

ＰＣＲ検査と目的は同じです。ただ、検出できる精度が違います。

ＰＣＲ検査は新型コロナウイルスの設計図であるＲＮＡを人工的に増やして検出します。ＲＮＡがわずかでも入っていれば、検出可能な量まで自動的に増やして、検出できるのです。この仕組みのおかげで、少量のウイルスでも見つけられます。ただし、欠点としては、時間もお金もかかります。ＰＣＲ検査の操作に熟練した検査技師も必要になります。

一方、抗原検査は、ウイルスの体をそのまま検出します。ＰＣＲのように増やす仕組みがないため、ウイルスが少ないと検出できません。その代わり、キットが実用化されていて、ＰＣＲ検査よりも簡単に検出できるようになり、約30分で結果を知ることができます。

PCR検査よりも精度が劣るので、抗原検査で陰性になったとしても絶対にかかっていないとは言えません。ただ、陽性になった場合は、感染していることを確定できます。陰性は確定できず、陽性の中のウイルス量の多いものだけを確定できる。何だか頼りない話ですが、抗原検査は医療現場で大いに役立ちます。

コロナの症状がある人をその場で確定診断して、すぐに隔離して適切な治療にとりかかれるからです。抗原検査がなければ、検体を送ってPCR検査の結果を待たなくては確定できません。時間も費用もかかります。一部でもPCR検査以外の方法で確定できたら、その分、PCR検査を減らすことができます。

3つの検査の特徴と目的をよく知って、正しく解釈していくことが重要です。

ところで、抗体検査は、目的さえ間違えなければ、有用な検査です。

過去にどれだけの人が感染したかを把握することで、正しい流行状況を知ることができるからです。新型コロナウイルスの最初の流行のときは、全容がわかりませんでした。PCR検査が追いつかないだけで、実はもっと感染者がいたのではないかと、誰もが疑っていたと思いますが、抗体検査を行うことでその実態をある程度検証することができたのです。

厚労省は2020年6月16日に、東京、大阪、宮城で計7950人に対して実施した抗体検査の結果を発表しました。

東京と大阪は感染者が多かった地域として、宮城は少なかった地域の代表として選ばれています。もし、感染者が少なかった宮城で高い抗体陽性率が出れば、その検査はあやしいということになります。東京都で0・10％、大阪府で0・17％、宮城県で0・03％という結果は、実際にわかっている感染者の割合（東京都0・038％、大阪府0・02％、宮城県0・004％）よりも高い数値になっていますが、PCR検査で発見された患者数と過去にかかった人の数は、大幅にかけ離れているわけではありません。

少なくとも無症状の感染者が大量にうろうろしていて、知らない間にウイルスが蔓延しているというわけではないということがわかって、ほっとしました。

感染したら出産はどうなるのか

妊婦さんが新型コロナウイルスのPCR検査で陽性だった場合は、通常、出産もできる感染症専門の医療機関に転院することになります。

陽性になった妊婦を、どの病院がどういう態勢で受け入れるのかは、各都道府県や医師会がいま早急に準備を進めています。

新型コロナに感染した妊婦さんが出産した例は、世界的に見てもまだ多くはありません。日本では、北里大学病院が新型コロナウイルスに感染した妊婦さんを受け入れ、無事に出産を終え、2020年4月27日に母子ともに退院したと発表しました。これが恐らく国内で初めての感染した妊婦さんの出産事例になると思います。

北里大学病院のケースでは、帝王切開で出産を行いました。赤ちゃんへの感染は見られず、母子を隔離して、母親の肺炎を治療し、PCR検査で陰性になったのを確かめてから無事退院となりました。

世界の例を見ていると、感染した妊婦さんの分娩については帝王切開を選ぶ場合が多いようです。自然分娩の場合は時間もかかりますし、妊婦さんの飛沫や体液から医療スタッフの感染リスクも高くなります。また、帝王切開より、赤ちゃんが生まれたあとに感染する可能性が高いと考えられるからです。

お母さんの病態や施設の感染予防の態勢、赤ちゃんへの感染リスクなど総合的に考えて判断することになっていますので、必ずしも、感染したら帝王切開というわけではありません。

生まれた赤ちゃんはウイルスに感染しないように別室に隔離されます。さみしいですがコロナが治るまでの辛抱です。

でも、母乳をあげることまでは禁止されていません。WHOのテドロス・アダノム事務局長は、2020年6月12日の記者会見で、母乳には赤ちゃんを病気から守る成分が含まれているため、母親がコロナ陽性だったとしても母乳を与えた方がよいという見解を述べました。

ただし、直接授乳すると濃厚接触になりますから、搾乳した母乳を与えることになります。感染してしまうと、予定していたバースプランがほとんどかなえられないことになってしまいますが、ともあれ、無事に出産して元気に退院できたらそれだけで喜ばしいです。入院されていた妊婦さんと赤ちゃんが無事で、本当に良かったです。

これから先、感染した妊婦さんの出産事例は増えていくと思います。もしかしたら、ショッキングなニュースが飛び込んでくることもあるかもしれません。

でも、個別の例に動揺するのではなく、何人もの出産をサポートしてきたプロの産科医や助産師さんの意見を参考にするか、第1章の「確かな情報はどこで手に入れるか」で挙げた厚生労働省や学会の発表を待ってほしいと思います。

コラム

妊婦はＰＣＲ検査を受けた方がよいか

緊急事態宣言解除後、全国の産院はそれぞれ、院内感染を防ぐための工夫を凝らして営業を続けています。分娩前にＰＣＲ検査を妊婦さんに課すところも現れ始めました。

分娩前にＰＣＲ検査をした方がよいかどうかということは、産婦人科医の間でも意見がわかれています。

もともとお産の現場では、新型コロナウイルスが出てくる前から感染防止の対策を行っているのだから今まで通りで十分だという意見もあれば、コロナはそれでは対応できないから特別な対策が必要だという意見もあります。ただ、特別な対策といっても、毎回防護服とフェイスシールドと高精密なマスクを使って行うのでは、医療資源も足りなくなるので、妊婦さん全員がＰＣＲ検査をすれば、陽性の人だけ対策をすればよくなります。

これは、感染の最初の流行時期の議論なので、また考えは変わっていくと思います。

ただ、ＰＣＲ検査は、治療のために必要だと医師が判断した場合は保険適用されますが、治療目的以外で行う場合は、自己負担です。その費用は2万円から4万円くらいの間。結構な負担になってしまいます。

病院の安全のためには検査をしたい。でも、妊婦さんにそんな負担を強いることはしたくない。そんなふうに悩んでいた産院は多いと思います。

そこで、各自治体は独自に、分娩前のPCR検査費用の一部や全部を補助する制度を設けました。その後、厚生労働省も、2020年6月17日に、出産間近の妊婦で希望する人には、国が費用を全額補助してPCR検査を実施することを通知しました。

これで、妊婦さんのPCR検査のハードルは下がりました。

さて、PCR検査は受けた方がいいのでしょうか。

分娩する施設で検査が必須であれば、受ける以外の選択肢はありません。検査を受けることで医療スタッフや施設は守られ、それは自分と赤ちゃんの安全にもつながります。

では、特に施設から検査を受ける指示がない場合は、どうでしょうか。気になるのは、本当は感染していないのに陽性と表示されてしまう偽陽性の存在です。通常なら、偽陽性になったとしても、自宅待機など一定期間不便な思いをするだけで済みますが、妊婦さんの場合は、そんな簡単な話ではありません。新型コロナウイルス感染者としてのお産に切り替わるため、陽性と陰性では大きな違いがあります。本当に感染したのならともかく、感染しないようにずっと気をつけて生活していたのに、検査の間違いで陽性対応の出産になってしまったのでは納得がいきません。

ＰＣＲ検査自体はかなり精度が高く、偽陽性の出にくい検査ですが、どんな検査でも間違いをゼロにすることはできません。実際のところ、新型コロナウイルスのＰＣＲ検査の正確な偽陽性率はわかっていません。無症状の人もいる以上、陽性という結果が出た人が本当に陽性なのかどうかを区別する手段がないからです。陽性になった人の検体をもう一度ＰＣＲ検査して、陰性になった検体があれば、偽陽性のケースがわかるかもしれませんが、今のところそれを行っている余裕がなさそうです。

出産間際の妊婦さんが陽性と出た場合、重大な結果なのでもう一度念入りに検査をするかもしれません。しかし、検査の結果が出るまでに数時間から1日かかってしまうので、直前の時期には何度も行うことは難しく、もしかしたら疑念を晴らせないままお産に突入してしまうかもしれません。

こんなことを書くと、検査を受けたくなくなってしまいますよね。

ＰＣＲ検査を受けるメリットとしては、万が一、自分が感染していたときに、赤ちゃんを守れるということだと思います。知らずに感染してしまい、そのままお産に臨んだら医療スタッフも赤ちゃんも感染してしまいます。

新生児が出産後に感染したとみられる中国国内の例が論文で報告されています。6人中、3名が発熱、2名が哺乳不良、3名が嘔吐。肺炎が確認されたのは1名だけという結果でした。特定の治療なしに回復し、経過は全員良好ということで、過剰に心配することはないですが、小さな体で生まれたとたんにウイルスと戦うことになるのはかわいそうです。

もしお母さんが陽性だったとしても、お腹の中で感染したと考えられる例は少なく、しっかり準備して臨めば赤ちゃんには感染せずに出産することができます。北里大学病院の妊婦さんの例も赤ちゃんは陰性でした。

PCR検査の偽陽性について、少し脅かしてしまいましたが、偽陽性が出る確率は偽陰性に比べてかなり小さいと考えられています。ですが、検査を受ける以上、どんな結果が出ても受け止めるという覚悟が必要です。たとえ、偽陽性だったとしても、です。

陽性になった場合はどう対応するのか。しっかりと事前に説明を受けて納得してから、検査に臨んだ方がよいでしょう。

あとがき

２０２０年4月から5月にかけて、多くの人が行動を制限し、仕事の自粛や生活様式を変化させて我慢したおかげで、新型コロナウイルス感染症の流行は一時的に落ち着いていました。しかし、２０２０年7月13日現在、東京を中心にまた感染が拡大傾向にあります。世界的にも感染が終息する兆しはまだまだ見えず、しばらく「ウィズコロナ」の時期が続きそうです。

現在、ワクチンの開発が世界中で行われていますが、それと同時に、ワクチンを自国の国民に必要な分だけ確保するための交渉や競争も始まっています。世界のどこかでワクチンが開発されたとしても、日本に住むわたしたちがすぐに接種できるわけではありません。また、日本でワクチン接種が始まったとしても、集団免疫が獲得できるほどの接種率となるまでには、しばらく時間がかかるでしょう。

いつになったら元に戻るのか、まだ誰にも予測することはできませんが、妊娠・出産を考えられている方にとっては、「ビフォーコロナ」と同じ状態に戻ってから妊娠しよう、というのでは相当気の長い話となってしまうことは確かです。これから先、年齢や環境によっては、もう待っていられないとばかりに、エイヤっと「ウィズコロナ」妊娠を選ぶ人も多くなってくることでしょう。

わたしのクリニックにはコロナ禍での妊娠出産を選んだ方が日々来られます。緊急事態宣言の頃に診ていた妊婦さんたちよりは、新型コロナウイルス感染症に対して、落ち着いて対応している印象を受けます。毎日毎日ものすごく緊張して、神経をすり減らしながらマタニティーライフを送っているという感じではないのです。

思い出されるのは、2011年の東北地方太平洋沖地震と原発事故です。そのときに妊娠していた人たちは、混乱したり恐怖に襲われたりした方が多くおられました。今まで安全だと思っていた地球に予想していなかった脅威が現れたのですから、動揺するのも当然です。しかし、事態が急性期を越え、放射線についての知識が広まっていったあとに妊娠された方々は肝が据わっているように見えた、ということを本編に書きましたが、今回のコロナ禍でも、徐々に腹をくくって妊娠されたという方が増えてきているのかな、と感じています。

原発事故と違って、新型コロナウイルスは世界中に蔓延していて、どこか遠くに逃げればそれで済むというものではありませんが、適切なフィジカルディスタンスを取り、医療機関にきちんとかかりつけていれば、妊娠する年代の方が新型コロナウイルス感染症で命を落とす確率はかなり低いでしょう。

まだわからないことが多いとはいえ、現状では母子感染のリスクも高くはなさそうです。今後、大勢の妊婦さんが新型コロナウイルスにかかれば、中には運悪く不幸な転帰となる症例が出てくるでしょう。しかし、妊娠出産にはもともとリスクがあり、年間約50人の方が母体死亡されています。でも、それはニュースにはなりません。母体死亡するかもしれないから、妊娠出産はやめておこう、という方もあまりいらっしゃらないでしょう。人は、もともとあるリスクを恐れ続けることはしません。

人には正常性バイアスといって、「自分は大丈夫だろう」と思ってしまう心理傾向があります。これは、時にはリスクを軽視して危険な目に遭う可能性を高めてしまいますが、ある意味、生きるために必要不可欠な脳のメカニズムとも言えます。なぜなら、最終的には誰もが必ず死んでしまうこの世界で、リスクのことで頭がいっぱいになると、生きるための行動を何一つ起こすことができなくなるからです。もちろん、子どもを産むなんてことも絶対にできないでしょう。

人類の前に新たに登場したウイルスは、とても恐ろしいものです。ですが、テレビやネットを見なければ、自分が今までとそれほど変わらない世界の中にいることに気づくはずです。今まで通り、リスクに満ちた――でも希望も楽しいことも美しいものもたくさんある世界です。

怖くてたまらないときはぜひ、あなたが、この世界で今まで無事に生きてこられたことに思いを馳せてみてください。そうして、自分とお腹の赤ちゃんに「わたしたちは大丈夫」と言ってみてください。

新しい家族に会いたい、自分で産みたいという人が、本書を手に取ったことで「妥当な恐れ方をする」ことができ、安全なお産を行うことができたら、著者としてこれ以上の喜びはありません。

産《さん》婦《ふ》人《じん》科《か》医《い》が伝《つた》えたいコロナ時《じ》代《だい》の妊《にん》娠《しん》と出《しゅっ》産《さん》

二〇二〇年 九 月二五日 第 一 刷発行

著者 宋美《ソンミ》玄《ヒョン》

発行者 太田《おおた》克史《かつし》
編集担当 岩間《いわま》梓《あずさ》
編集副担当 太田克史
構成 寒竹《かんちく》泉美《いずみ》
発行所 株式会社星海社
〒一一二-〇〇一三
東京都文京区音羽一-一七-一四 音羽YKビル四階
電 話 〇三-六九〇二-一七三〇
FAX 〇三-六九〇二-一七三一
https://www.seikaisha.co.jp/
発売元 株式会社講談社
〒一一二-八〇〇一
東京都文京区音羽二-一二-二一
(販 売) 〇三-五三九五-五八一七
(業 務) 〇三-五三九五-三六一五
印刷所 凸版印刷株式会社
製本所 株式会社国宝社

アートディレクター 吉岡《よしおか》秀典《ひでのり》(セプテンバーカウボーイ)
デザイナー 五十嵐《いがらし》ユミ
フォントディレクター 紺野《こんの》慎一《しんいち》
イラスト おおたきょうこ
校閲 鷗来堂《おうらいどう》

ISBN978-4-06-521283-7
Printed in Japan

166
SEIKAISHA SHINSHO

次世代による次世代のための

武器としての教養
星海社新書

星海社新書は、困難な時代にあっても前向きに自分の人生を切り開いていこうとする次世代の人間に向けて、ここに創刊いたします。本の力を思いきり信じて、みなさんと一緒に新しい時代の新しい価値観を創っていきたい。若い力で、世界を変えていきたいのです。

本には、その力があります。読者であるあなたが、そこから何かを読み取り、それを自らの血肉にすることができれば、一冊の本の存在によって、あなたの人生は一瞬にして変わってしまうでしょう。思考が変われば行動が変わり、行動が変われば生き方が変わります。著者をはじめ、本作りに関わる多くの人の想いがそのまま形となった、文化的遺伝子としての本には、大げさではなく、それだけの力が宿っていると思うのです。

沈下していく地盤の上で、他のみんなと一緒に身動きが取れないまま、大きな穴へと落ちていくのか？　それとも、重力に逆らって立ち上がり、前を向いて最前線で戦っていくことを選ぶのか？

星海社新書の目的は、戦うことを選んだ次世代の仲間たちに「武器としての教養」をくばることです。知的好奇心を満たすだけでなく、自らの力で未来を切り開いていくための〝武器〟としても使える知のかたちを、シリーズとしてまとめていきたいと思います。

2011年9月

星海社新書初代編集長　柿内芳文

SEIKAISHA SHINSHO

166

SEIKAISHA
SHINSHO